朝日新書
Asahi Shinsho 420

大便力

毎朝、便器を覗く人は病気にならない

辨野義己

朝日新聞出版

はじめに

いきなり失礼しますが、今日のお通じはどうでしたか？

こうおたずねするのには、深〜い理由があります。

大腸は、人の臓器の中で、もっとも病気の種類が多い部位です。のみならず、「今やあらゆる病気の原因は大腸に棲(す)む腸内細菌にある」と言っても過言ではないほど、腸内細菌の重要性が明らかになってきました。かつて、〝大腸は第二の脳〟と言われていましたが、今では腸内細菌が脳の機能を左右している実態や可能性がわかり、〝大腸は第一の脳〟かもしれないのです。

思えば40年ほど前、家畜の感染症に関する研究をしたくて、東京農工大学大学院に入学した直後、ぼくは、ひょんなきっかけで理化学研究所の光岡知足(みつおかともたり)先生（農学博士・微生物学者）のもとで研究を始めるようになりました。そのとき、光岡先生から与えられたテーマは、「君は、大腸発がんに関与するヒトの腸内細菌を研究しなさい」でした。

ぼくは獣医師免許をもっていたこともあり、「先生、動物の病気に関係する微生物の研究をしたいんです」と希望を述べました。すると、「獣医というのは、人を含む動物全部を衛生管理するのが仕事なんだ」という先生の言葉に、説き伏せられてしまいました。光岡先生ご自身も獣医でしたし、欧米では、公衆衛生に関する研究や業務を獣医が担当しているのだと諭されました。

当時、腸内細菌を研究するためには、細菌を培養するところから始めなければなりませんでした。とくに腸内細菌の総数の99%以上は、酸素が存在する場所では増殖しない嫌気性です。今でも腸内細菌の構成菌種の80%以上は培養するのがむずかしく、難培養菌として理解されています。

それが、１９９０年代後半からしだいに導入されるようになった細菌の16ＳｒＲＮＡ遺伝子を用いた遺伝子解析方法によって、正確に同定できるようになったのです。それによって腸内細菌に関する研究はめざましく進歩して、腸内細菌が産生する物質が、大腸がんのみならず、体の多くの病気や寿命、脳の病気や能力、美しさの要素などを、亢進（こうしん）させたり抑制するなど、人を〝支配〟しているのがわかるようになりました。

ぼくたちは、２００９年以降、辨野特別研究室に参画してくれている企業を中心にして、人々の腸内細菌や生活習慣などを調べて、腸内細菌と長寿や病気・生活習慣病との関係について研究推進してきました。

そして、「おなかケア・プロジェクト」を立ち上げて、２０１１年から、２０００人以上もの健常者のうんちを腸内細菌由来の16ＳｒＲＮＡという遺伝子を用いた「ターミナルＲＦＬＰ法」を駆使して腸内細菌の解析を行っています。ターミナルＲＦＬＰ法については、のちほど詳しく説明しますが、この解析法と併せて、１４３項目に及ぶ「おなかケア・健康調査票」という生活環境のアンケートを実施しました。

その結果、腸内細菌の構成と生活環境のデータを統計的に処理すると、日本人の腸内細菌が、８つのグループに分類されることがわかったのです。その８つのグループとは、「タバコを吸わない、便秘の高齢者群」、「大腸がん・あるいはポリープの診断あり群」、「タバコを吸う群」、「野菜を食べる高齢者群」、「腸内環境のバランスが取れている可能性がある群１」、「腸内環境のバランスが取れている可能性がある群２」、「発酵乳や乳酸菌飲料やパンをよく摂る若い女性群」、「喫煙せず、野菜・発酵乳や乳酸菌飲料を摂る男性群」です。

この「おなかケア・プロジェクト」は、現在も被験者を募集していて、ご協力いただいた方には、腸内細菌解析の結果をお知らせしています。今後、被験者の数が増え、あるいは、同じ人でも病気の前後、治療前と再発後、加齢による変化、季節による変化、生活環境の変化といった継続的な調査のデータが加われば、将来、医師や医療機関による治療や食生活や生活環境のアドバイスに利用できるのではないでしょうか。そして、健康診断や人間ドックに腸内細菌解析を加えたいのです。医療機関とは別に、うんちの解析を専門に行う「おなかケア総合研究所」を設立して、腸内細菌を解析する精度を上げ、国民一人ひとりの健康に寄与できるのではないか、などと期待もふくらませています。

実は、日本でも有数の医療機関から、「定期検診に加えることを検討したい」という共同研究の相談がすでに寄せられています。

このおなかケア・プロジェクトについては、後ほど詳述します。

先ほど、「あらゆる病気の原因は大腸にある」と触れました。それはつまり、病気の治療や予防が、個人が腸内環境をよくすることでも可能になることを意味します。

そこで、再度、おたずねします。今日のお通じはどうでしたか?

「バナナうんち」、「コロコロうんち」、「ビシャビシャうんち」、「ヒョロヒョロうんち」の中から選んでお答えください。

・「バナナうんち」と答えた方は、便座に座るだけで、ストーンと出てくるようで、気持ちよかったでしょう。水洗便所では、うんち自身も気持ちよさそうに、プカリプカリと浮いているのがわかります。排便後は、身もこころも軽く、さぞかし仕事や学業などがはかどっているはずです。

・「コロコロうんち」だった方は、ストレスがたまっていませんか。腸が痙攣（けいれん）すると、ウサギの糞（ふん）のように、コロコロしたうんちが出がちです。肉ばかり食べていても、うんちがコロコロしてきます。水の底に沈んで、さぞ重そうです。

・「ビシャビシャうんち」の下痢は、強烈なストレスによる過敏性腸症候群や細菌感染、暴飲暴食などが原因かもしれません。脱水症状に気をつけて温かい水分を摂ってください。下痢が続くようであれば、医師の診察をおすすめします。

・「ヒョロヒョロうんち」は、腹筋が弱くなってうんちを押し出す力が足りなかったり、うんちを作る食物繊維が足りないのかもしれません。

・「……」と答えられないあなたは、便秘ですか？　排便が3日に1回より少ない方は、腸内細菌が腐敗物質を作り出している危険があります。このまま頑固な便秘が長引けば、病気への抵抗力が弱くなったり、とくに大腸の病気が起こる心配があります。下腹が張っていて、何をやるにも能率低下。女性は、お肌の調子もよくないでしょう。

このように、うんちは、健康情報を満載した大きなお便りです。その健康情報を読み解く〝自己検診〟の場所が、すなわち便所なのです。排便後は、可能なかぎり、自分の〝分身〟を観察してみてください。健康状態が一目瞭然で、愛(いと)おしくなってくるではありませんか。

うんちは、色にも健康情報が秘められています。黄色や黄褐色が「バナナうんち」。腐敗物質が多くなると、褐色がかってきて、「コロコロうんち」や便秘の方が下剤で無理やり押し出した便に近くなってきます。腐敗物質が多くなるほど、濃い色になります。黒くなったときは、胃や十二指腸などから出血した可能性があるので、医師に相談することをおすすめします。

直視しなくても、臭いでうんちによる健康状態がある程度わかります。あまり臭くないのは「バナナうんち」。「コロコロうんち」や便秘の方は、卵や肉が腐敗したような臭いが強くなってきます。「臭くない」と自負している方でも、便所から出て、5回深呼吸をしてからまた便所に入ってみてください。臭かったら、「○○さんが入ったあとの便所は臭い」と言われているかもしれません。だからといって、排便しないのは逆効果。臭〜いうんちをしたくなかったら、生活環境をあらためる努力をすべきなのです。

ぼくはかつて、毎日1・5kgの肉だけを40日間食べ続けるという実験を行いました。家では、「お父さんのあとのトイレに入りたくない」と家族から拒絶され、我が家の2か所ある便所のひとつはぼく専用に隔離されたほどでした。自分でも、体臭がきつくなったのを自覚していました。

当時、ぼくの腸内細菌を調べたところ、いわゆる善玉菌のビフィズス菌や乳酸菌は8％だったのに比べて、悪玉菌のクロストリジウム・パーフリンゲンス菌（旧名・ウェルシュ菌）などは20％と多く、そのほかの72％は日和見菌という勢力の強い腸内細菌になびく菌でした。乳児の健康的なうんちは、pHが4・5〜5・5の酸性ですが、実験前のぼくのうんちは微酸性のpH6・5でした。それが実験後には、弱アルカリ性に傾き、腐敗しているような状態でした。

うんちがアルカリ性の状態というのは、動物性タンパク質を多く含み、腸内細菌がアンモニアなど腐敗物質をたくさん作っていることを示しています。血液はアルカリ性のほうが健康的ですが、ことうんちに関しては、腐敗する腸内環境を防ぐ意味でも、酸性のほうが好ましいのです。

当時から改心しないまま〝酒池肉食〟の食生活を続けて、運動をおこたっていたら、今ごろぼくのうんちを分析すると、「大腸がん・あるいはポリープの診断あり群」だったかもしれません。

これほどうんちは、雄弁に健康情報を表す力を持っているのです。

ぼくたちが開発した方法でみなさんの腸内細菌を解析すれば、ぼくの40年間の研究生活の悲願だった腸内細菌解析による健康診断や治療・指導などが、医師や医療機関によって実現される可能性が大いにあります。

日本人は、古来、乳酸菌を活用する発酵食品や食物繊維を常食にし、魚介類を多く摂り、肉や動物性脂肪は少なめという、腸内環境にとっては理想に近い食生活を続けてきました。それが、第二次世界大戦後、欧米化された高脂肪高タンパクの食生活がはびこり、伝統的な日本食のよさは忘れられようとしています。とくに若い世代ほど、肉好きで野菜嫌いだったり、油で揚げたスナック菓子と糖分たっぷりの炭酸飲料を好む人が多くなってきました。そんな食生活の乱れからくる腸内環境悪化の典型的な結果が、沖縄県の寿命順位の低下となって表れているように思えてなりません。

腸内環境をいつからあらためるのか。今でしょ！　思い立ったが吉日、隗より始めよ、です。腸内環境について見直すきっかけを作ってもらいたいがために、ぼくはこの本を上梓しました。

『大便力』という書名をごらんになって、なんのことかと不思議がって、この本を読まれる方も多いでしょう。うんちを作る力、うんちを押し出す力、うんちを理解する力、うんちに秘められた力、うんちに含まれている腸内細菌を理解する力、うんちを読み解く力など、うんちへの愛を、この『大便力』に込めました。

２０１３年７月　快便の日に

辨野義己

大便力　目次

※２０１３年８月末日をもって、参加受付は終了します

あなたの生活習慣が、腸内細菌のパターンを決める!

59歳以下の方

60歳以上の方は、
次の見開きをご覧ください

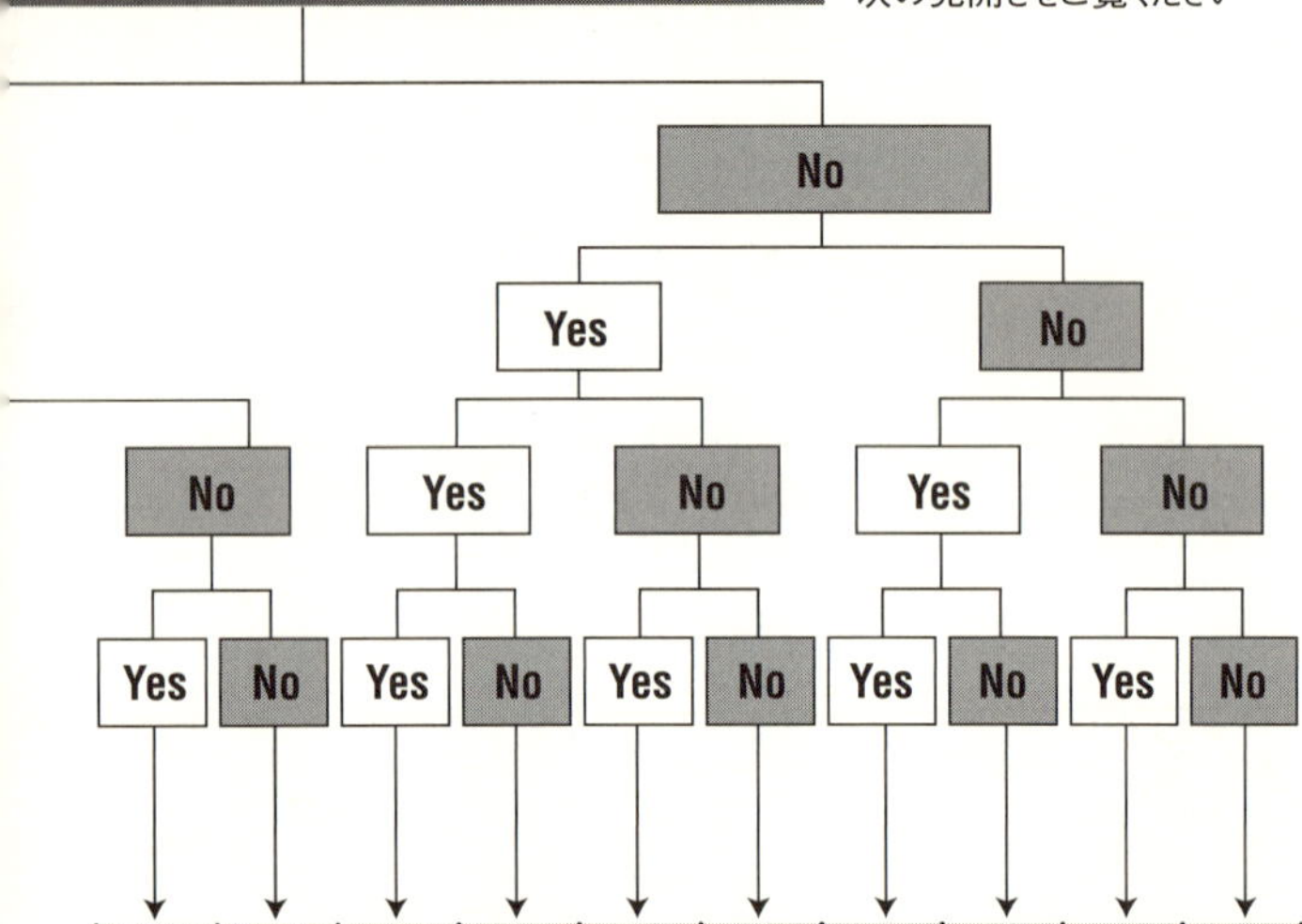

⑤⑥	⑤⑥	⑤⑥⑧	⑤⑥⑧	⑤⑥	②⑤⑥	⑤⑥	②⑤⑥	②⑤⑥	②⑤⑥
③⑤⑥	②③⑤⑥	③⑤⑥	③⑤⑥	③⑤⑥	②③	③⑤⑥	②③⑤⑥	②③	②③
⑤⑥	⑤⑥	⑤⑥⑦	⑤⑥⑦	⑤⑥	②⑤⑥	⑤⑥⑦	②⑤⑥⑦	②⑤⑥	②⑤⑥
③⑤⑥	②③	③⑤⑥⑦	③⑤⑥⑦	③⑤⑥	②③	③⑤⑥⑦	②③⑦	②③	②③

グループ⑤については、139ページ参照
グループ⑥については、140ページ参照
グループ⑦については、142ページ参照
グループ⑧については、144ページ参照

グループ分け簡易フローチャート ※「Yes」「No」でお答えください

1 排便は週に3回以上ありますか

2 野菜を1日に350g以上食べていますか

3 乳酸菌入り食品や飲料、納豆を積極的に摂りますか

4 軽く汗をかく運動を週に3回以上していますか

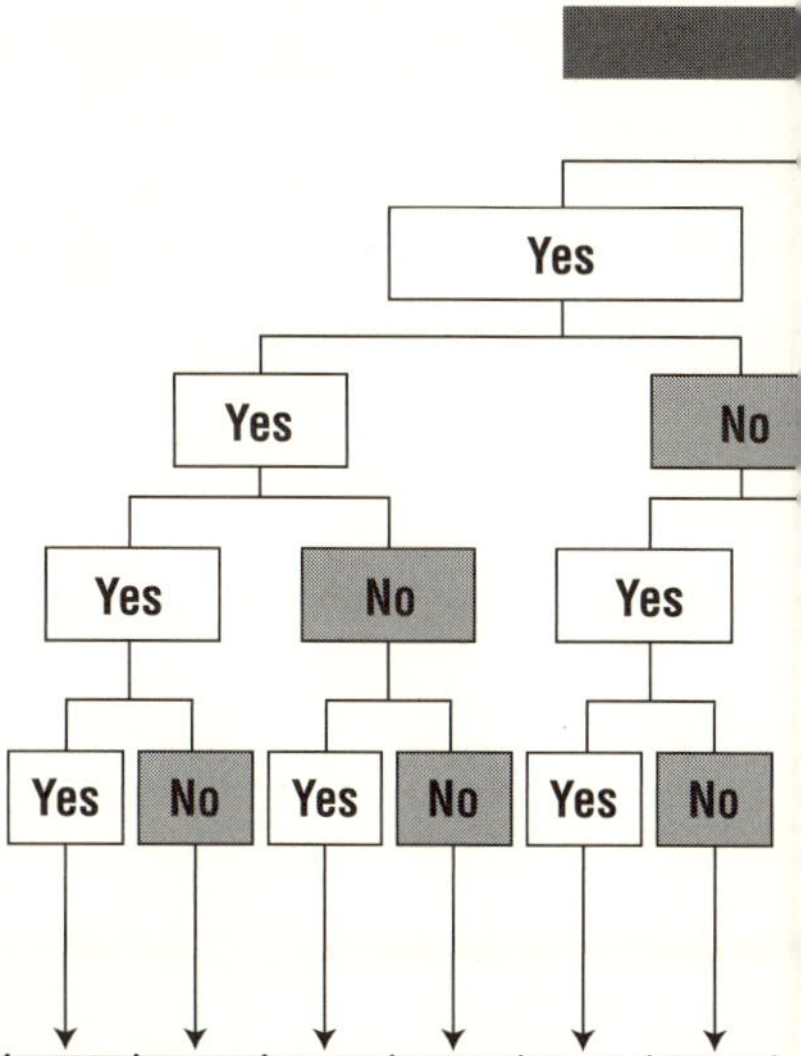

タバコを吸わない男性	⑤⑥⑧	⑤⑥⑧	⑤⑥	⑤⑥	⑤⑥	⑤⑥
タバコを吸う男性	③⑤⑥	③⑤⑥	③⑤⑥	③⑤⑥	③⑤⑥	③⑤⑥
タバコを吸わない女性	⑤⑥⑦	⑤⑥⑦	⑤⑥	⑤⑥	⑤⑥⑦	⑤⑥⑦
タバコを吸う女性	③⑤⑥⑦	③⑤⑥⑦	③⑤⑥	③⑤⑥	③⑤⑥⑦	③⑤⑥⑦

（3年以上前からタバコを吸わない人は「吸わない」、
3年以内にタバコを吸った経験があれば「吸う」に）

グループ①については、132ページ参照
グループ②については、134ページ参照
グループ③については、136ページ参照
グループ④については、137ページ参照

あなたの生活習慣が、腸内細菌のパターンを決める!

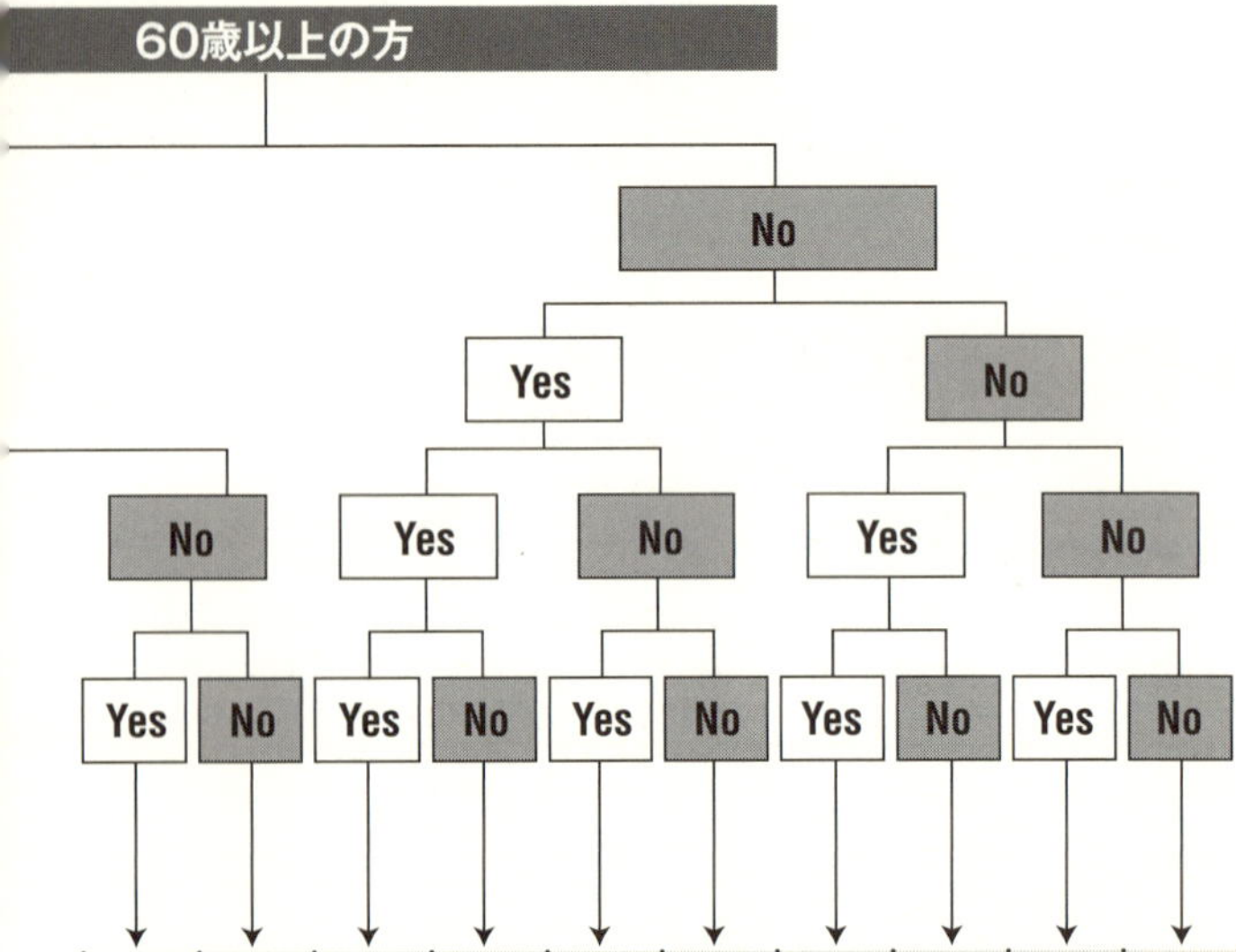

⑤⑥	②⑤⑥	①④⑤⑥⑧	①④⑤⑥⑧	①④⑤⑥	①④⑤⑥	①⑤⑥	①②⑤⑥	①⑤⑥	①②⑤⑥
③⑤⑥	②③	③⑤⑥	③⑤⑥	③⑤⑥	②③⑤⑥	③⑤⑥	②③⑤⑥	③⑤⑥	②③⑤⑥
⑤⑥	②⑤⑥	①④⑤⑥	①④⑤⑥	①④⑤⑥	①④⑤⑥	①⑤⑥	①②⑤⑥	①⑤⑥	①②⑤⑥
③⑤⑥	②③	③⑤⑥	③⑤⑥	③⑤⑥	②③⑤⑥	③⑤⑥	②③⑤⑥	③⑤⑥	②③⑤⑥

グループ⑤については、139ページ参照
グループ⑥については、140ページ参照
グループ⑦については、142ページ参照
グループ⑧については、144ページ参照

グループ分け簡易フローチャート ※「Yes」「No」でお答えください

1 排便は週に3回以上ありますか

2 野菜を1日に350g以上食べていますか

3 乳酸菌入り食品や飲料、納豆を積極的に摂りますか

4 軽く汗をかく運動を週に3回以上していますか

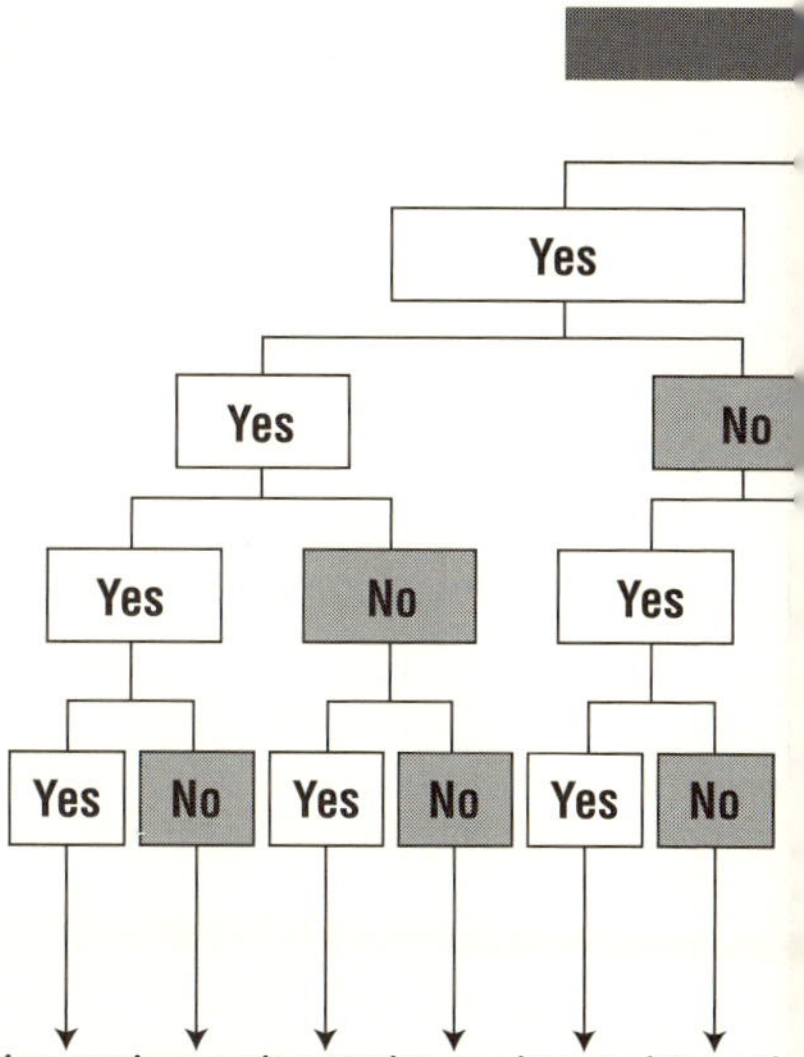

タバコを吸わない男性	④⑤⑥⑧	④⑤⑥⑧	④⑤⑥	④⑤⑥	⑤⑥	②⑤⑥
タバコを吸う男性	③⑤⑥	③	③⑤⑥	②③	③⑤⑥	②③
タバコを吸わない女性	④⑤⑥	④⑤⑥	④⑤⑥	④⑤⑥	⑤⑥	②⑤⑥
タバコを吸う女性	③⑤⑥	③	③⑤⑥	②③	③⑤⑥	②③

（3年以上前からタバコを吸わない人は「吸わない」、
3年以内にタバコを吸った経験があれば「吸う」に）

グループ①については、132ページ参照
グループ②については、134ページ参照
グループ③については、136ページ参照
グループ④については、137ページ参照

第1章　お腹の助っ人・腸内細菌とはなにものか

腸内細菌で8グループに分類できるフローチャート

私たちは、2000人以上の人を対象に「おなかケア・プロジェクト」を2011年から実施しています。その結果、腸内細菌のパターンによって、私たちは、次の8グループに分類できることがわかりました。そして、各グループの生活習慣の特性もみえてきました。

グループ1「タバコを吸わない、便秘の高齢者群」
グループ2「大腸がん・あるいはポリープの診断あり群」
グループ3「タバコを吸う群」
グループ4「野菜を食べる高齢者群」
グループ5「腸内環境のバランスが取れている可能性がある群1」
グループ6「腸内環境のバランスが取れている可能性がある群2」
グループ7「発酵乳や乳酸菌飲料やパンをよく摂る若い女性群」
グループ8「喫煙せず、野菜・発酵乳や乳酸菌飲料を摂る男性群」

本書でもっとも重要な8グループ分類を詳しく説明する前に、紙面でできる簡易フローチャートを作成しました。

最初に、このフローチャートで、読者のみなさんがどのグループに分けられる可能性があるのかを、お試しください。そのあとで、各グループで顕著な腸内細菌や生活環境との関連などの説明や腸内細菌の重要性についてご覧ください。なぜ、この8分類が必要なのかがおわかりいただけると思います。

フローチャートは2つに分けられていて、最初の見開きは、「59歳以下」向けです。次の見開きは、「60歳以上」向けです。

それぞれ、「スタート」から始めて、1～4の質問に、「Yes」「No」で答えながら、下方向に進んでください。「タバコを吸わない男性」、「タバコを吸う男性」、「タバコを吸わない女性」、「タバコを吸う女性」の該当する横軸との交差するマス目が、属する可能性のあるグループです。3年以上前にタバコをやめた人は、「タバコを吸わない」に、タバコをやめてから3年未満の人は、「タバコを吸う」に含めます。

たとえば、「②、③」が該当したら、あなたは、グループ2か、グループ3の可能性があります。

それぞれのグループについての詳しい意味や説明は、第4章の「8グループの腸内細菌群が示す意味」（131ページ）にあります。

うんちカクテルを腸に入れると偽膜性大腸炎が寛解する

腸内細菌を用いる臨床実験が、世界的な米医学雑誌「ニューイングランド・ジャーナル・オブ・メディシン」（2013年1月16日）に掲載されました。

偽膜性大腸炎という恐ろしい病気があります。下痢、腹痛、発熱などの症状が次々にあらわれて、重症になると痙攣を起こしながら、数日間で死に至る場合もあります。直腸からS字結腸にかけての腸壁に円形の膜（偽膜）が生じるので、この病名がつけられました。

病気の原因は、薬として投与される抗生物質です。入院などで長期間にわたって患者に抗生物質を投与していると、腸内細菌の多くが死滅する一方で、通常はわずかしか生息しないクロストリジウム（C）・ディフィシールという悪玉菌が、抗生物質に抵抗力を持つようになって増殖します。そして、エンテロトキシン（腸管に作用するタンパク質毒素）やサイトトキシン（細胞毒素）などの毒素を作るようになります。この病気は、院内感染のひとつとして知られています。

治療には、C・ディフィシールを殺菌する塩酸バンコマイシンの投与が一般的です。ただし、この薬は、腎臓障害の副作用を起こす危険があると指摘されています。

オランダのアムステルダム大学を中心とする医療チームが、偽膜性大腸炎の患者に、健常者のうんちを生理食塩水で薄めたうんちカクテルを、鼻からチューブで十二指腸に流し込むという治療を行いました。すると、16人の患者のうち15人が短期間で下痢が寛解したというのです。

並行して、治療薬に使われる塩酸バンコマイシンの効果も試験されました。2種類の投与の方法が実施されましたが、13人の患者のうち、合計で7人しか症状は軽減しませんでした。薬よりも、健常者のうんちカクテルのほうが、偽膜性大腸炎に対してはるかに効果があったのです。

この臨床実験では、健常者のうんちに含まれる腸内細菌が、注入された患者の腸内細菌のバランスをよくした結果、腸炎の症状が軽くなったと考えられています。あのニューヨークタイムズ紙も、健常者のうんちの効果を大きく伝えました。

C・ディフィシールのように死に至る重篤な病を起こす腸内細菌もあれば、その病気を治す腸内細菌もあるのが、おわかりいただけたでしょうか。

〝病原細菌学の父〟といわれる北里柴三郎（きたざとしばさぶろう）博士は、「菌で起こった病気は菌で、食で起こった病気は食で治すべきです」という名言を残しました。腸内環境もまさに同じことがいえるのです。

実は、うんちで腸の病気を治すのは、今回の臨床実験が初めてではありません。腸炎の治療法として、２００３年ころから報告されてきました。ただし、内科医や細菌学者などが集まった医療チームによって、薬の効果と比較しながら、疫学的に研究されたのは初めてでした。

細菌の存在が知られるはるか昔から、中国や朝鮮半島では、薬として糞食（ふんしょく）が行われていた記録があります。人類の進化の過程で、うんち（＝腸内細菌）の効果を経験的に知っていたとしか思えません。

糞食は、人間だけの〝知恵〟ではありません。

一般的に動物は糞食します。糞に残っている栄養素を摂ると同時に、結果として、腸内細菌を補って、腸内環境を保っているのです。

また、コアラはユーカリを食用にしていますが、ユーカリには有毒なタンニンが含まれていて、タンニンを多量に摂取すると、消化器官を傷めてしまう場合があります。そこでコアラは進化の過程で、タンニンを分解する酵素を作り出す腸内細菌を身につけました。その腸内細菌を子どもに移植させるために、母親は子どもに糞を食べさせているのです。そのことを悪友・大澤(おおさわ)朗(ろう)博士(神戸大・教授)が世界で初めて明らかにされました。

1000兆個近くいる腸内細菌

人には、腸内細菌がどれくらいいると思いますか?

わかりやすくするために、うんちの成分から説き起こしましょう。

バナナうんちのような正常なうんちは水分が約80%も含まれています。だから、プカプカと水に浮いて、水で流すと、パッと散るのです。

うんちの固形成分20%のうち、小腸や大腸などからはがれた腸粘膜が6~7%、腸内細菌6~7%がそれぞれ含まれていて、うんちのうんちたるゆえんの食物残渣(ざんし)は、わずか6~7%しかありません。うんちは食べ物のカスという表現は、ごく一部しか当たっていません。

理想的なうんちには、1gあたり6000億〜1兆個の腸内細菌が含まれています。腸内細菌の大部分は、培養がむずかしいため、まだ見つかっていない種類も多くあるのですが、遺伝子解析を用いたデータからは、腸内細菌は1万7000〜3万種もいるのではないかという推測もされています。

ひとりの体の中にあるうんちの重さは、製造中のものを含めて、600gから1kg。仮に1kgのうんちがある人は、腸の中に1000兆個もの腸内細菌がいる計算になります。

うんちの水分含有量についてさらに触れましょう。

便秘の人のコロコロうんちや便は水分が極端に少ないかというと、実は70%も残っています。大腸にうんちが滞留する時間が長くなると、10%ほど余計に水分が吸収され、そのわずかな水分含有量の差が、心地よいお通じをさまたげるようになります。

ゆるいヒョロヒョロうんちは85%ほど。ビシャビシャうんちの水分含有量はさらに多くなって90%。なんらかの理由で、水分吸収ができなくなったために、腸内で〝洪水〟のように流れてしまいます。

男女のうんちの特徴についてよく言われるのは、〝女はたまる、男はくだる〟です。ストレスや過労、栄養の偏り、暴飲暴食など体によくない状態が続くと、女性は便秘になりがちで、男性は下痢と便秘を繰り返す傾向があります。便秘になるのは、動物の中で人間だけです。

食べ物の種類によっても、うんちの形状は変わってきます。かつてイギリスのD・P・バーキット博士が、精白された小麦で作ったパンと肉を食べているイギリス人の女子学生と、食物繊維の多いイモ類が中心の食事をしているウガンダの女性とで、うんちの滞留時間を調べました。すると、イギリス人女性は72～96時間だったのに対して、ウガンダ人女性は16～18時間でした。つまり、イギリス人女性は3～4日に1回しかうんちが出ないのに、ウガンダ人女性は2日に3回ほどの割合でうんちをしていたことになります。イギリス人のように、精白小麦によるパンと肉が中心の食事は、食物残滓が少なく、うんちの素がないのですから、回数が少ないのは当然かもしれません。イギリス人女性はコロコロうんち、ウガンダ人女性は立派なバナナうんちだったのではないかと想像できます。

その点、日本人は古来、食物繊維を多く食事に取り入れてきたので、世界の人種の中でも、うんちの量の多さは抜きんでていました。

戦争では、兵隊が残す野糞の量で、およその兵力を推測するそうです。第二次大戦中、日本軍と戦ったアメリカ軍は、日本兵の人数を、実際の数倍と勘違いした局地戦もあったそうです。アメリカ人は、あれだけ大きな体をしていても、肉食が中心なので、うんちの量は一回あたり100～200g。それに対して日本人は、米や食物繊維を多食するので、200～300gと、アメリカ人の数倍のうんちをしていました。だから、日本兵が実際の人数より数倍も多く見積もられたという話です。

ちなみに、ぼくの一日のうんちゲット量は、3回に分けて合計が400～450g。ぼくのように食物繊維とヨーグルト、納豆などを多く摂っていると、うんちの臭いもやわらいで、精神を落ち着かせるような芳香さえします。ところが肉食に傾くと、肉に含まれる動物性タンパク質が腸内細菌によって分解・合成され、アンモニアやインドール、スカトール、硫化水素など悪臭を発生する有害物質が多くなってしまいます。

母親の産道を通るとき、腸内細菌に感染する

うんちが腸内環境を整えるとわかったとしても、他人のうんちカクテルを自分の体内に入れるのはもちろん、ましてやうんちを食べるなんてとんでもないと拒絶される方がほとんどでしょう。

それでは、私たちの腸内細菌は、どのようにして形成されるのでしょうか。実は、人を

含む哺乳類は、生まれながらにして、糞食の洗礼を受けるウン命にあると知ったら、驚かれるでしょうか。

人は、母親の子宮の中で育ちますが、そのときには無菌状態です。ところが、胞を破ってこの世に現れるときに産道を通過しながら膣内細菌を飲み込むことになります。その細菌が、生後初めての腸内細菌として増殖していきます。膣内細菌は、腸内細菌の菌叢とまったく同じではありませんが、膣口と肛門が隣接していることもあって、両者のパターンはよく似ています。

母親の愛とともに感染した細菌は、その後、赤ちゃんの腸内や皮膚、口腔、鼻腔、泌尿器などで常在菌として生き残る種類もあります。

それでは、帝王切開で誕生した赤ちゃんの腸内細菌はどうなるの（?）、という声が聞こえてきそうです。それについては、母乳と人工乳で育った赤ちゃんの腸内細菌の違いについての項目で後述します。

腸内細菌は、後天的に獲得する種類もありますが、世界でも日本人の腸内細菌だけがもっている特殊なものがあります。

英科学誌「ネイチャー」に、2010年4月、フランスのロスコフ生物学研究所が、

「海藻の細胞壁の分解を行う酵素を特定した」という記事が掲載されました。その中で注目されるのは、海洋細菌「ゾベリア・ガラクタニボラン」が、アマノリ属の多糖類を分解する消化酵素「グリコシドヒドロラーゼ」を持っていて、同じ酵素を日本人の腸内細菌も作り出しているという内容でした。

アマノリ属の海藻とは、日本人が大好きな海苔（のり）です。韓国の人たちも海苔は食べますが、世界の人たちの多くは、海苔はおろか、海藻はほとんど食べません。欧米でも海藻を採取する人たちはいますが、それは畑の肥料に使う程度です。

そして、問題の腸内細菌は、バクテロイデス（Ba）・プレビウスといい、ぼくたちが日本人のうんちから発見した菌でした。バクテロイデス属に分類される菌は、いわゆる日和見菌で、人や動物の腸内にもっともたくさん生息しています。

なぜ、日本人は海苔を消化する腸内細菌を備えるようになったのでしょうか。それについて、ロスコフ生物学研究所の研究者は、このような推測をしています。かつて日本人は海苔を生で食べていたために、海苔をエサにしているバクテリアも一緒に腸内に入り、海苔を消化する酵素を作る遺伝子を、腸内細菌が取り込んだのではないか、というのです。

日本人の腸内由来のプレビウス菌の遺伝子は、欧米人のプレビウス菌にはなく、日本人のみが有していると報告しています。

そういう推測もなるほどと思いますが、日本人は今も海藻を生食しているのを、欧米の人たちはご存じないのかもしれません。生海苔にしょう油や酢じょう油をちょっとたらすと最高の酒肴(しゅこう)になりますし、生海苔のお吸い物は、香りもよく、日本人であったことを嬉(うれ)しく実感できる逸品です。

本来は消化できない多糖類（食物繊維の一種）を、伝統的な食生活で栄養素として利用できるようになったのは、なんと、腸内細菌の働きがあったからこそでした。日本のすばらしい食文化であり、健康の秘訣(ひけつ)だと誇らしく思えます。

とくに若い人たちに、海苔、コンブ、ワカメ、テングサ……といった海藻を、もっとたくさん食べてもらいたいと願ってやみません。

腸内細菌ってなにもの?

腸内細菌と聞いて、細菌という言葉が、バイ菌とか病原菌のイメージとダブってしまい、いい印象を持てない方も多いのではないでしょうか。

細菌の実態を知るために、ここで説明を加えておきましょう。もし、細菌の話がむずかしいと思われる方がありましたら、この項を飛ばして先に進み、あとで読み返していただくと、理解しやすいかもしれません。

細菌は、正しくは真正細菌といい、細胞膜はあっても、細胞核を持たない単純な生物です。英語では、バクテリアと呼びます。

真正細菌（いわゆる細菌）に対して、細胞内に核がある生物を真核生物といい、私たち動物や植物、カビなどの菌類、海藻などの藻類、アメーバやゾウリムシなどの原生動物はこの仲間です。

また、インフルエンザやいろいろな病気を起こすウイルスは、遺伝情報をもつ核酸とタンパク質の殻からなる構造をしていて、真正細菌のように細胞をもっていません。細胞のように自己増殖はできないので、ウイルスはほかの生物の細胞に侵入し、宿主の助けをかりて、自分自身を複製して増殖するという特徴があります。

私たちが、飲食したり、だ液を飲み込んだりしたとき、一緒に消化器官に入った細菌は、胃液（おもな成分は塩酸）や胆汁酸（同、コール酸）などの消化液によって、その多くは殺菌されてしまいます。わずかに生き残った細菌は、大腸に入ると、細菌細胞の表面にあるグリコカリックスという糖鎖により、大腸粘膜の糖鎖と合体して大腸内に留まります。そして、増殖した菌をどんどん大腸内に押し出す活動をしています。

腸内細菌はうんち1gあたり6000億〜1兆個もいると紹介したように、その大きさは、1〜10μm（マイクロメートル＝1㎜の1000分の1）程度しかありません。その腸内細菌が、ひとりあたり1000兆個近くいるのは、前述したとおりです。

ヒトの小腸は、輪状ひだが波のようにデコボコに連なり、そのひだの表面には絨毛（じゅうもう）という1㎜ほどの突起があります。さらに、この突起の表面には、微絨毛という小さな突起が生えていて、腸の表面積を大きくして、栄養分を吸収しやすくしています。日本人の小腸・大腸の表面積は、テニスコート1・5面（約675㎡）分ほどもあります。

腸内細菌とひとくちに言っても、部位によって数や種類は異なります。

小腸上部は、胃に近くて酸素が残っています。そのため、酸素を好む好気性菌や通性嫌気性菌がわずかに生息しています。小腸上部でよく生息している菌は、ラクトバチルス属やストレプトコッカス属などです。

小腸上部では、うんち1gあたりの腸内細菌は1万個程度と少なかったのが、小腸下部では同じく10万〜1000万個に増え、そして大腸では6000億〜1000億個まで急増します。

ヒトや動物の大腸の環境は、地球上でいちばん嫌気度が高く、酸素が少ない空間です。大腸内には、窒素が約50%ともっとも多く、次いで炭酸ガス、水素、メタンなどが充満しています。

この大腸には、バクテロイデス属、ユーバクテリウム属、ビフィドバクテリウム属、そして、腸内細菌でもっとも量の多いクロストリジウム属などが生息しています。

特定の腸内細菌は、エサがなくなったり、腸内環境が適さなくなると、3〜4日以内に激減するのが一般的です。悪玉菌だけが、大腸で急増するようになれば、恐ろしいと思いませんか。そんな事態を防ぐためにも、善玉菌を増やす努力が必要になります。

あらかじめお断りをしておきますが、腸内細菌についてわかりやすくするために、善玉菌や悪玉菌という表現を使っています。これらは、科学的には正確な表現ではありません。たとえ善玉菌と言われる菌であっても、腸内環境によっては、私たちに害をもたらすケースもありますし、その逆もあります。

腸内細菌について正しく理解し、それを、自分に適したライフスタイルとして選択することが大切ではないでしょうか。

腸内細菌の研究でわかってきた機能

腸内細菌の存在が明らかになったのは、日本では江戸時代の1674年のこと。〝微生物学の父〟といわれるオランダの科学者アントニ・ファン・レーウェンフックが、自作した顕微鏡によって腸内細菌を発見したのが最初でした。

腸内細菌の研究が本格的に始まったのは、それから200年後の19世紀後半になってから。オーストリアの小児科医テオドール・エールリッヒが、大腸菌や腸球菌を発見しました。大腸菌の学名「エシェリヒア　コリ」は、彼の名にちなんでつけられました。

腸内細菌は顕微鏡によってしか観察できなかったので、球状に連なる球菌や棒状の桿(かん)菌などと形状によって分類されてきました。

腸内細菌の研究が飛躍的に進んだのは、1930年代の後半に、嫌気性菌を培養する技術が確立されてからです。嫌気性とは、酸素を嫌うという意味。腸内細菌の総数の99%以上は嫌気下でしか生育できないのです。それまでは嫌気性培養ができないため、その性質についてはわからないことが多かったのです。

細菌の正式名称は、「属・種・株」の順でつけられています。乳酸菌飲料でもっとも有名なヤクルトに使われている乳酸菌を例にあげると、正式名称は「ラクトバチルス（属）・カゼイ（種）・シロタ（株）」といいます。

細菌の中には、ヒトを病気や生命の危険にさらすものもありますが、進化の歴史の中で、ヒトは細菌を食品の旨みや保存性を高めるために上手に利用してきました。その中でも、ヨーグルトやチーズを作る乳酸菌は、ヒトの腸内細菌を整える善玉菌のひとつです。

フランス人細菌学者のルイ・パストゥールが、19世紀後半、乳酸発酵について研究しているので、彼が乳酸菌の発見者だと考えられています。しかし、前述のレーウェンフックも、乳酸菌を観察していたので、こちらが発見者だと主張する研究者もいます。

乳酸菌は通性嫌気性菌といって、酸素があってもなくても増殖できる菌です。乳酸菌は、単糖類をエサにして乳酸を50％以上産生する微生物、という定義があります。乳酸菌の中には、乳酸とともに酢酸を作る菌もあります。

乳酸菌は26菌属、４００菌種以上がわかっていますが、その代表的な菌は次のとおりです。

多くのヨーグルトに使用されているサーモフィルス菌（正式名称はストレプトコッカス・サーモフィルス。以下同）。そのほかには、ラクトバチルス（L）が多く、前述のサーモフィルス菌の増殖に役立っているL・ブルガリア、胃がんの原因となるヘリコバクター・ピロリ菌を抑制する乳酸を作るL・ガセリ、腸内での消化や吸収を助けるL・カゼイ、血圧を調整する物質を産生するL・ヘルベティカス、コレステロールを抑えるL・デルブレッキーなどです。

乳酸菌と並んで、善玉菌の代表格といえるのが、ビフィズス菌。この名称は、ビフィドバクテリウム（B）属の総称です。

ビフィズス菌は、1899年、フランスのパストゥール研究所のアンリ・ティシェ研究員が、母乳栄養児のうんちから発見しました。

ビフィズス菌は、酸素に触れると死んでしまう偏性嫌気性菌です。糖類、とくにオリゴ糖をエサにして、酢酸や乳酸を産生する特徴がありますが、中には少量ながらギ酸やコハク酸を作る種類もあります。ビフィズス菌は、32菌種に分類されていますが、ヒトの腸内からは、7〜8菌種が分離されています。

成人のおもなビフィズス菌は、善玉菌を増殖させて悪玉菌を抑制するB・ロングム、青壮年の腸内で活動してビタミンを合成して免疫力を高めるB・アドレスセンティス、コレステロールの吸収効果があるB・ビフィダムなどが知られています。そして、乳児のビフイズス菌では、B・ブレーベが有名です。この菌は、乳児の体重を増加させ、発がんリスクを減らし、腸管出血性大腸菌O−157を抑制するなどの効果があります。

乳酸菌やビフィズス菌は、糖や多糖類（食物繊維の一種）などをエサにして、乳酸や酢酸を産生します。うんちは、酸性だと腐敗しにくく、アルカリ性に傾くと腐敗物質が多くなります。

それに対して悪玉菌は種類によって、野菜や加工肉に含まれている硝酸塩（NO_3^-イオンを持つ塩）から発がん物質「ニトロソアミン」のもとになる亜硝酸塩（NO_2^-イオンを持つ塩）を作るのをはじめ、硫化水素（卵が腐ったような刺激臭がするガス）やアンモニア、インドール、スカトール（うんちの悪臭成分）、メタン、フェノールなどの腐敗物質を作り出すものもあります。それらの有害物質が、大腸の壁を直接傷めたり、大腸から吸収されて血流に乗り一緒に全身をめぐると、時間をかけて人の体を蝕んでいくと考えられます。

このように、大腸は、人の臓器の中では病気の種類がもっとも多い、病気の発生源といえます。それはとりもなおさず、腸内環境をコントロールすることで、病気のリスクを軽減できるということなのです。

腸内細菌がいない無菌マウスの寿命と抵抗力

腸内細菌の研究は、無菌動物が作り出せるようになってから、大きく進展してきました。無菌動物は、通常動物の母親を妊娠させ、仔が入っている子宮を摘出します。そして、生まれた仔を無菌環境下で飼育することにより作出されます。その無菌動物と無菌ではない普通の動物の違いは、腸内細菌などの体内微生物があるかないか、だけです。

すると、無菌動物の寿命は、通常動物と比べて、1・5倍も長いことがわかりました。無菌動物が死ぬときは、ほぼ一斉に天寿を全うします。しかし、無菌動物は、無菌環境下でしか生きられず、菌がいる普通の環境で生きると、抵抗力がなく、感染症やほかの病気で死にやすい傾向にあります。

また、普通に生活している動物は、私たち人間の平均寿命のデータでもわかるように、オスよりもメスの方が長生きします。人間は、長年連れ添った夫婦のうち夫が先立っても、夫人はその後もお元気な方をよく見受けます。ところが、妻に先立たれると、それから3年以内に亡くなる夫が多いようです。どうも、男性は、女性より精神的に弱いのかもしれません。

ところが、無菌動物では逆転して、オスの方がメスよりも長く生きることがわかりました。

通常動物と無菌動物では、エサ（無菌動物には滅菌したエサ）を同じにしても、糞の状態も変わってきます。通常動物はきちっと固形便を出しますが、無菌動物は水分の吸収が悪いので、ベチャベチャの下痢便です。うんちを作るうえでも、腸内細菌はとても大事な役割を果たしているのでしょう。

病気の発生についても、無菌動物と通常動物では差が見られました。

南方のソテツという植物には、サイカシンという発がん物質が含まれています。ソテツのデンプンを食べると、がんや中毒を引き起こすことがあります。

このサイカシンを、通常のネズミに与えると、大腸がんや肝臓がん、腎臓がんなどができます。ところが、無菌のネズミにサイカシンを与えても、がんはできません。

この実験は、ネズミの腸内細菌が、発がんに大きく関わっていることを表しています。おそらく人間を含む哺乳類も、同じようなメカニズムで発症しているのでしょう。

私たち哺乳類の小腸には、免疫担当細胞の約60％が集中していて、病原菌から体を守る中枢となっています。ところが、無菌動物の小腸は小さく、輪状ひだの表面の絨毛は細くて、腸管の細胞も少ないのです。無菌動物を調べると、粘膜免疫防御系を構成している免疫グロブリンA（IgA）が極めて低く、体の抵抗力もありません。だから、無菌動物を菌があふれる普通の環境に置くと、すぐに病気にかかったり、死んだりしてしまうのです。

その無菌動物に、腸内細菌が生息しはじめると、正常な免疫系が作られていきます。腸内細菌が、免疫系と密接に関係している証拠です。

無菌動物と通常動物の創傷作用を調べる実験で、両者に3か所の傷を作ったあとで、縫ってふさぎました。通常動物は止血も早く、皮膚の傷も癒えました。ところが、無菌動物は、なかなか傷口がふさがりませんでした。お肌の美容に興味のある方はよくご存じのコラーゲンは、血液中の血小板を凝集させて、血液を固める働きがあります。そのコラーゲンを作るうえで大切なビタミンKは、腸内細菌が作り出しているのです。

ビタミンKについてさらに言えば、骨にカルシウムを付着させたり、コラーゲンを作って骨の質を改善させるなどして、骨を丈夫にする働きがあります。

これらの実験結果から、動物の体は、内分泌をはじめとする多くの機能が、腸内細菌や体内微生物によって左右されているのです。

急増する大腸がんと大腸の病気

腸内細菌の研究を始めた頃、毎週月曜日は、都内の高齢者用医療施設をまわって、入院前の大腸がんの患者さんのうんちを集めるのが、新米だったぼくの仕事でした。患者さんのうんちの中には、大腸がんを発生させる腸内細菌や発がん物質があるとにらんで、その中の腸内細菌を培養して、大腸がんが発生するメカニズムを解明しようと懸命でした。

ある日、患者さんのうんちを使って腸内細菌を調べるために、培養準備をしていたときのことです。そのうんちの水溶液をピペット（口で吸うタイプのスポイト）で吸い上げていたぼくは、勢いあまって強く吸い上げてしまい、あろうことか、〝大腸がんカクテル〟を飲み込んでしまったのです。そんな大きなミスが2度、3度。そのたびに、大腸がんにかかって死ぬ、という思いがぼくの脳裏をよぎりました。腸内細菌の研究者が、大腸がんで死ぬのなら本望……なんて、思うわけはありません。

その頃から予想していたように、大腸がんは増え続けています。日本人の死因は、1981年からがん（悪性新生物）が連続して1位。今や、国民の二人に一人ががんにかかり、三人に一人ががんで亡くなっています。

部位別では、女性の1位は大腸がん。男性は肺がん、胃がんに次いで、大腸がんが3位です（ともに2012年のデータ）。男性の大腸がんは急増していて、2位になるのは、時間の問題です。

欧米の先進国では、がん対策に取り組んで、がんが減少しつつあります。それにひきかえ日本は、がんが増え続けています。

なぜ、腸の中でも大腸にがんが発生しやすいのでしょうか。

米国がん研究財団の調査では、高肉食で食物繊維が少ない食生活をしていて、運動不足が続くと、大腸がんのリスクがきわめて高くなることが報告されています。また、別の米国の疫学調査では、動物性脂肪をたくさん摂ると、大腸がんの死亡数が増加するというデータもあります。

高脂肪食を摂っている日本人の腸内細菌と、伝統的な日本食を常食としている日本人の腸内細菌を比較する調査を行いました。その結果、高脂肪食を摂ると、ビフィズス菌の割合が激減し、その反面、日和見菌のバクテロイデスや、腸内腐敗菌のクロストリジウムの比率が増えています。

これらの調査からは、食べ物と運動などのライフスタイルが大腸がんの発生に関係していることが見えてきます。

便秘がちになって、食事が高脂肪高タンパクになると、悪玉菌がアンモニアや硫化水素、フェノール、インドールなどの腐敗物質を作り、がんのイニシエーターである発がん物質や、プロモーターと呼ばれるがんを促進する物質を作ります。脂肪を分解するために分泌される胆汁酸が多いと、ほとんどの胆汁酸は、回腸末端で再吸収されて肝臓に戻りますが、その一部が大腸に入ると、腸内細菌によって、二次胆汁酸に変換されるのです。この二次胆汁酸は、発がんのプロモーターのひとつです。それらの有害物質と、もっとも長く接している部位が、便秘がちな人の大腸なのです。

肥満の人には肝臓がんが多いことが知られています。すなわち、肥満にしたマウスの実験で、高脂肪食を続けると、二次胆汁酸を増やす腸内細菌が3000倍に増加して、肝臓を老化させていることが、2013年6月、英科学誌「ネイチャー」に発表されました。その細菌を死滅させると、肝臓がんの発生率が低下したそうです。その腸内細菌は人間の腸内にもいるので、肝臓がんの低下につながるのではないかと期待されています。

うんちは、大腸の中でも、上行結腸から横行結腸までは、まだ泥状です。横行結腸から下行結腸の屈曲部あたりで水分が20%近く吸収されて、水分含有量80%になります。

大腸内部での腸内細菌を調べると、上行結腸、横行結腸、下行結腸、S字結腸、直腸、うんちは、個人ごとに違いはあっても、部位別の腸内細菌のパターンにはそれほど差はなかったという研究が報告されました。

かつて大腸がんといえば、直腸とS字結腸がおもな発生部位でした。それが最近では、横行結腸が増えていて、女性には右側型（上行結腸）の大腸がんも多いと、発生部位の変化に、がんの専門医も驚いていました。

腸内細菌が作り出した腐敗物質は、大腸粘膜のバリアを傷つけ、免疫力を低下させてしまいます。その結果、大腸がん、大腸ポリープや潰瘍性大腸炎、クローン病など大腸の病気が起きると考えられています。

大腸がんのリスク菌のひとつとして、毒素産生型のBa・フラジリス（ETBF）という悪玉菌が注目されています。

大腸がんの原因究明の研究と並行して、その予防法も、欧米を中心に古くから研究されてきました。

ジメチルヒドラジンという発がんの可能性が認められている化学物質があります。これをラットに投与し、2群に分けて、ひとつの群は牛肉食のみ、もうひとつの群は牛肉食とプロバイオティクスを添加して与えました。プロバイオティクスとは、ヒトなどの「宿主に有益な作用をもたらす生きた微生物」の意味です。具体的には、ヨーグルトや乳酸菌飲料など、善玉菌を活用した食品です。

すると、「牛肉食のみ群」の発がん率は77％だったのに対して、「牛肉食＋プロバイオティクス群」は40％に低下しました。また、1981年から1992年にかけて、フランス、オランダ、アメリカの各国で、発酵乳と乳がん、膵臓（すいぞう）がん、大腸がんとの関係が報告されました。それによると、発酵乳を摂取すると、それぞれのがんの発症を軽減し得ることが明らかにされています。

日本でも、兵庫医科大学の石川秀樹助手（現京都府立医科大学特任教授）が1993年から4年かけて、大腸の早期がんや良性腫瘍を手術した経験がある男女400名について、乳酸菌の効果を調べる調査研究を行いました。全員に脂肪を制限する指導をしたうえで、①特別なことをしない　②小麦ふすま（食物繊維でできた小麦の皮の部分）を含むビスケットを毎日食べる　③毎日、生きた乳酸菌製剤を飲む　④ふすまビスケットと乳酸菌製剤を毎日摂るに分けて、予後を調べました。すると、乳酸菌製剤を摂る群（③と④）は、4年後の再発率が約3割低くなったと報告しています。

プロバイオティクスは、大腸がんの発がん抑止と再発防止効果が期待できることが、国内外から示されています。日本は、そのプロバイオティクスの先進国なのです。

乳がんを防ぐ!? 大豆イソフラボン

乳がんは、欧米人に多く、アジア人に少ないというデータがあります。日本人は欧米人に比べて乳がんの発症数が少ないものの、しだいに増えてきています。日本人女性の乳がんによる死者数は、1位大腸がん、2位肺がん、3位胃がんについで4番目です(2012年のデータ)。

米ワシントン大学などの研究チームによる乳がんと腸内細菌の疫学研究が、「Journal of American Medical Association」(2004年)に掲載されました。

乳がんが見つかった2266人と、乳がんではない7953人について、抗生物質の使用頻度を調査したものです。その結果、抗生物質の使用頻度が高かった人ほど、乳がんによる死亡率も高かったのです。

この調査で、研究チームが乳がんによる死亡率の高さに影響を及ぼす第一の要因としてあげたのが、「腸内細菌による大腸内代謝」でした。

ここで思い出すのは、偽膜性大腸炎です。抗生物質を多用すると、腸内細菌のバランスが崩れ、抗生物質に耐性を持つC・ディフィシールが増殖して、重篤な症状を起こすというものです。乳がんでも、同じように、腸内細菌が関係するメカニズムの可能性が指摘されているのです。

この研究をもとに、注目されているのが大豆です。大豆に多く含まれるイソフラボンは、腸内細菌が持つβグルコシダーゼという酵素によって分解され、アグリコンという化学物質を生じます。このアグリコンが、乳がんの発生を促進する女性ホルモン「エストロゲン」に対して、拮抗的に作用する働きがあります。

女性ホルモンは、乳腺や腺房の発達に欠かせません。そして、女性ホルモンの分泌量は、30歳頃にピークになります。

その女性ホルモンの働きに対抗するように大豆の成分が働けば、乳がんを抑制できる可能性が考えられます。

日本では、豆腐の原料の大豆は、おもにアメリカや中国から輸入しています。ところが、アメリカでは大豆は家畜の飼料として扱われて、人間はあまり食べません。

その点、日本を含む東アジア諸国は、大豆が原料の豆腐を多食します。中でも日本は、豆腐のほかに味噌、納豆、煮豆など、大豆をよく食べます。ビールのアテ（酒肴）として、ぼくの大好きな枝豆も、大豆です。アジア人に乳がんが少ないのは、大豆の消費量と大きな関係がありそうです。

日本でも、大豆と乳がんの関係に注目して、厚生労働省特別研究班「多目的コホート研究」の研究結果が、「日本における大豆、イソフラボン、乳がんリスクの関係」として、「Journal of National Cancer Institute」（２００３年）に掲載されました。この研究は、岩手、秋田、長野、沖縄の4地域の40〜59歳の女性約2万人を対象に、大豆とイソフラボンについて、10年間追跡調査した世界でも初めての調査でした。

なぜ、これらの地域が選ばれたのでしょうか。それは、盛岡市（岩手県）と那覇市（沖縄県）は、豆腐消費量の日本1、2を争う大豆の大消費地だからです。豆腐は、水に浸した大豆の絞り汁にニガリを入れて固めて作ります。ニガリとは、豆腐の凝固剤。海水から塩化ナトリウム（いわゆる食塩）を除いた残りをいい、主成分は苦い塩化マグネシウムです。

ちょっと脱線すると、本土の豆腐は「煮しぼり法」といって、大豆をミキサーなどで粉砕したものを煮たあとで、絞った豆乳にニガリを入れて作ります。絞りカスが、食物繊維たっぷりのオカラ。それに対して沖縄の豆腐は「生しぼり法」といい、粉砕した大豆を生のまま豆乳とおからに分け、それから豆乳を煮てニガリを加えます。

この研究の結果、味噌汁を「1日に3杯以上」飲む女性の乳がんリスクは、「1日に1杯未満」の女性の約40％減、同じく、「1日に1杯」の女性の45％減であることがわかりました。味噌汁をたくさん飲む女性は、乳がんのリスクが低かったのです。味噌は、大豆と麹（こうじ）（原料は米、麦、豆など）、塩で作ります。

イソフラボン代謝の最終産物イクオールは、腸内細菌の代謝によって産生されます。イクオールは、乳がんの発症率を下げるという報告もされています。

ただし、大豆と乳がんのリスクとの関係は、イソフラボンの代謝やアグリコンの吸収に個人差があり、味噌汁以外の要素では明確にその関係が認められませんでした。今後、さらなる研究が期待されます。

乳酸菌・ビフィズス菌が病原菌やがんから身を守っている

免疫は、体内に侵入した〝異物〟を取り除く機能で、ヒトや動物などに備わっています。病原菌が侵入したり、遺伝子のコピーミスによって増殖したがん細胞があると、免疫系はそれらを異種タンパクと認識し、免疫細胞がそれらを食べたり溶解したりして、私たちの体を異物の害から守っています。

免疫という体内の〝防衛軍〟は、異物を認識する〝諜報部隊〟や、その情報をもとに、敵の規模によって戦う〝実践部隊〟など、システムは何重にもめぐらされています。比較的大きな微生物をやっつけるマクロファージという白血球の一種や、細菌より小さいウイルスや異物を攻撃するナチュラルキラー（ＮＫ）細胞というリンパ球の一種を、お聞きになったことがあるでしょう。とくに、ＮＫ細胞は、がん細胞の排除に、重要な役割を果たしています。

この免疫系を、乳酸菌のラクトバチルス（Ｌ）属が、活性化していることが、近年、わかってきました。たとえば、Ｌ・ラムノーザスは、ヒトの免疫担当細胞の情報伝達を活性化しています。マウスを使った動物実験では、Ｌ・カゼイやＬ・ロイテリ、Ｌ・プランタラム、Ｌ・ファーメンタム、Ｌ・ジョンソニイが、細胞間で免疫に関する情報を伝達するサイトカインや、細胞表面の抗原の調節にいろいろな働きをするという報告があります。

また、マウスの動物実験で、ビフィズス菌の一種であるＢ・インファンティスを胆のうがんに直接投与したところ、腫瘍の抑制や退縮が認められています。

腸内細菌が、体内への侵入を防ぐ防波堤になっているケースもあります。

腸管出血性大腸菌O－157は、ベロ毒素（シガ毒素ともいう）を作りだし、この毒素が大腸の粘膜細胞を死滅させて、出血と激しい腹痛を起こします。進行すると、血球や腎臓の尿細管細胞を破壊し、脳症を起こして死にいたることもあります。

わずか100個程度でも感染して発症するので、特別養護老人ホームや学校給食などで大きな被害を起こした例がありました。加熱していない肉から感染するので、焼き肉店かられバ刺しも一掃されてしまいました。

個人的には、同じ食事をしていた人たちの間で、発症して重症化する人と、発症しない人にはどういう違いがあるのか興味がありました。もしかしたら、発症する人の腸内環境は悪く、便秘がちではないかなどと推測していました。

無菌マウスを使う実験で、特定の種類のビフィズス菌を与えると、O－157の菌を投与しても死なないことがわかっていました。その抑制メカニズムは、英科学誌「ネイチャー」（2011年1月）に、「プロバイオティクス　細菌の防御効果」という記事で掲載されました。マウスの動物実験で、O－157を投与して延命効果があったのは、B・ロングムほか3種の腸内細菌。延命したマウスの腸内を調べると、延命効果のなかったマウスと比べて、酢酸が2倍以上あり、糖類が2分の1以下になっていました。しかも、O－157とベロ毒素の量に変化はありませんでした。

つまり、腸内細菌が産生した酢酸が、O－157を攻撃するのではなく、毒素から腸を守っていたのです。酢酸は、腸管運動を活発にする働きが知られています。

ビフィズス菌はブドウ糖から酢酸を作りますが、延命効果のあったビフィズス菌の遺伝子を調べると、果糖からも酢酸を作り出す能力がありました。

ブドウ糖は、腸内細菌によって消費されてしまい、大腸下部では残っていません。そんな環境でも、B・ロングムほか3種は、果糖を使って酢酸を作り続けていたのです。

酢酸はエネルギー源ですから、摂り入れても、小腸でほとんど消化・吸収されてしまいます。大腸内の全域で、ブドウ糖や果糖を使って酢酸を作る腸内細菌の存在が、O－157による発症の分け目だったのかもしれません。

善玉菌の免疫や防御に関する働きが解明されてきて、プロバイオティクスを医療に応用する動きも始まっています。

ヤクルトは、乳酸菌飲料ヤクルトに含まれるシロタ株がインフルエンザの感染予防に有効であるという論文を次々に発表してきました。

とくに最初の論文「ラクトバチルス・カゼイ・シロタ株のマウスへの経鼻投与がインフルエンザウイルスの上気道感染に及ぼす影響」（2001年）は、アメリカ細菌学会の雑誌「Clinical and Diagnostic Laboratory Immunology」に掲載され、その月のベストペーパー賞を受賞したほど注目されました。

その直後、2002年からSARSコロナウイルスが発生し始め、翌2003年には世界的な大流行になってしまいました。そのとき香港のある学者が、「インフルエンザに効くのだから、コロナウイルスにも効果があるだろう」とメディアで公表したところ、ヤクルトの生産がおいつかないほどの社会現象になったそうです。

インフルエンザウイルスに効くからコロナウイルスにも効くというのは、ちょっと論理の飛躍だと思うのですが、ヤクルトがコロナウイルスに効果があったかどうかの研究については、ぼくは知りません。

それはさておき、2013年、鳥インフルエンザが中国で広まり、今後、ヒトからヒトに感染する新型インフルエンザになる危険性も指摘されています。ヤクルトで、新型インフルエンザを予防できるとしたら、嬉しいかぎりです。

大阪大学医学部や順天堂大学医学部の研究で、このシロタ株を含むヤクルトを飲むと、

ＮＫ細胞の活性が上がり、免疫力が高まることも認められています。

手軽に腸内環境を整えるために、特定保健用食品（トクホ）では、乳酸菌やビフィズス菌を含む食品が認められていますが、それ以上の医学的な効能はうたえません。しかし、アメリカでは、乳酸菌製剤が、がんを予防するサプリメントとしてすでに販売されています。

アレルギー・花粉症・アトピー性皮膚炎を腸内細菌で改善する

厚労省（当時、厚生省）が１９９２〜１９９６年に行った「アレルギー疾患の疫学に関する研究」で、すでに国民の３人に１人がアレルギー疾患をわずらっていることがわかりました。

アレルギーは、前段の「免疫」の項とも関係しますが、ここでは花粉症とアトピー性皮膚炎を中心に触れることにします。

アレルギーは、わかりやすく言えば、免疫の過剰反応です。第二次大戦後、日本や欧米などの工業先進国では、工場から環境刺激因子となる化学物質が排出されたり、食品添加物が食品に使用されるようになりました。その結果、先進国を中心に、国民の免疫が正常に働かなくなり、アレルギー炎症反応が過剰になった国民が増えていきました。ヒトばかりか、スギ花粉症に悩んでいるサルもいる時代です。

アレルギーが起こるメカニズムを簡単に説明しましょう。

免疫を担当するT細胞には、Th1細胞とTh2細胞があります。前者はアレルギーを抑制し、後者はアレルギーを促進します。両者がバランスを保っていれば、アレルギーは起きません。私たちは、乳児期に細菌やウイルスに感染して免疫を学習し、免疫機能を正常に保ってきました。

ところが、生活水準が向上して衛生状態がよくなり、医療技術が発達して予防接種や抗生物質などを使用するようになったこともあって、免疫を学習する機会が少なくなってしまいました。その結果、花粉症やアトピー性皮膚炎、蕁麻疹（じんましん）、気管支喘息などのアレルギー疾患が増えたと考えられています。

私たちは、2004年、中程度のスギ花粉症の患者40人に、B・ロングムBB536を入れたヨーグルトを1日に200g、14週間続けて食べてもらう実験を行いました。そのうち半数には、この菌を入れないヨーグルトを、本人にはわからないように食べてもらいました。そして、両群で、くしゃみ、鼻水、鼻づまり、鼻のかゆみ、目やのどの自覚症状とマスク使用などを数値化した〝花粉対策状況〟を比較しました。

すると、この菌を入れたヨーグルトを食べたグループは、入れない群より、すべての項目で症状の値は軽くなっていました。

B・ロングムBB536は、スギ花粉症患者のTh1細胞を活性化させて、Th2細胞を抑えたために、花粉症に敏感に反応する抗体がつくられなくなり、症状が軽くなったと考えています。

この実験で、両群の腸内細菌の構成についても調べました。すると、B・ロングムBB536を入れない群には、入れた群よりも、バクテロイデス（Ba）・フラジリスおよび類縁菌種が多いことがわかりました。この菌は、腸内細菌の優勢菌ですが腹膜炎や婦人科感染症の原因になる菌として知られています。

Ba・フラジリスなどがスギ花粉症とどのように関わっているのか、この研究にも興味があります。

ぼく自身の体でも、〝人体実験〟を敢行しました。ぼくは、かつては重症のスギ花粉症でしたが、B・ロングムBB536入りのヨーグルトを食べ続けて、今は、春が快適なほど、症状が軽快しています。

次に、アトピー性皮膚炎はどうでしょうか。

アトピー性皮膚炎については、患者の多い北欧で実験が行われてきました。エストニアとスウェーデンで、２歳児のアレルギー発症児童と、未発症児童の腸内細菌を調査しました。すると、両国とも、アレルギー発症児童の腸内細菌には、クロストリジウムが多く、ビフィドバクテリウム属が少ないという特徴が見られました。腸内細菌は、悪玉菌が優位になっていたのです。

フィンランドでは、両親または兄姉にアトピー性皮膚炎がある児童を対象に、出産2〜4週間前の妊婦、出産後の母親あるいは乳児に、Ｌ・ラムノーザスＧＧ株を6か月間与える無作為二重盲検試験を行いました。その結果、２歳時におけるアトピー性皮膚炎の発症は、与えない方で46％が発症したのに対して、与えた方では23％に抑制されたのです。

同一菌株を使って日本でも実験しました。ステロイド剤などの医薬品を使用していないアトピー性皮膚炎の患者89人に、ＧＧ株で作った発酵乳飲料を1日に２００㎖ずつ飲んでもらいました。ご自身の改善効果を実感で評価してもらったところ、変化なしと答えた人も多かったのですが、89人のうち32人（36％）に、皮膚症状の改善が見られました。

命の長さを決めるのは、あなた自身

寿命は運命で決まっている——と決めつけるのは早計です。正しくは、寿命は、〝ウンコ命〟によって決まる、というべきでしょう。

ヒトの臓器でもっとも病気の種類が多い大腸は、腸内環境を変えるという意志と実行力がありさえすれば、全身の病気のリスクを下げる可能性が高まります。大腸の環境をよくする方法は、運ではなく、ずばり、ウンではありませんか！

今から30年以上前の1979年頃、当時、長寿村として有名だった山梨県上野原町（現上野原市）の棡原（ゆずりはら）地区に調査に出かけました。現地では、米があまり収穫できないので、イモ類や麦、キビなどの雑穀を主食にして、山菜やキノコ、根菜類、コンニャクなど食物繊維の多い副菜という、伝統的な日本食が続けられていました。食物繊維の量は、よその農村のたっぷり3～4倍は摂っていたでしょう。そのうえ、毎日、急斜面を上り下りしているのですから、腸内環境が悪いわけはありません。

実際、平均年齢82歳の高齢者の方々のうんちを調べると、都市部の高齢者と比べて、善玉菌のビフィズス菌ははるかに多く、逆に、悪玉菌のC・パーフリンゲンス（ウェルシュ菌）は半分ほどでした。

高齢になると、一般に、善玉菌のビフィズス菌が減少する傾向にありますが、健康長寿の方は、若い人たちに負けないぐらいビフィズス菌が多く見られます。

これまで、健康長寿の人は、がんや心疾患、Ⅱ型糖尿病のリスク遺伝子が少ないと考えられてきました。ところが、超高齢者群と中年群のすべての遺伝子を調べると、リスク遺伝子の数は両群で差がなかったのです。つまり、リスクの発症を先送りする生き方が、寿命を決めていたと言い換えることができます。

100歳を超えても医師として元気で活躍されている日野原重明先生（聖路加国際病院名誉院長）のライフスタイルは、健康長寿に生きるためのお手本かもしれません。1日の摂取エネルギーは約1200キロカロリーで腹八分目、1日に26品目を摂られています。朝は、ジュースにオリーブオイルをたらして飲むのが日課とのこと。イタリア人の腸内にビフィズス菌が多いのは、オリーブオイルの賜物と言われているほどです。

そして、ほぼ毎日魚を食べて、週に2回はビフテキを召し上がるそうです。動物性タンパク質に偏ることなく、野菜や食物繊維も肉の3倍ほどは食べて、バランスのよい食事を楽しんでいらっしゃいます。低層階なら階段を上り、それも若いスタッフが追いつけないほどのスピードだと聞きました。

寿命遺伝子テロメアの研究では、ＢＭＩ（肥満度）と腹囲、脂肪摂取量の増加は、テロメアの長さを短くし、逆に、食物繊維や抗酸化物質の増加はテロメアの短縮を予防する効果があると指摘されています。

つまり、寿命は天から与えられたものだけではなく、多分に、あなた自身の生き方が決めているのです。

長寿の可能性については、85ページの「腸年齢テスト」で評価がわかります。腸年齢が若いほど、それだけ寿命は長くなると言ってもいいでしょう。

第2章　うんちと美容

7割の女性がすっぴんに自信なし。9割以上が腸に悩みあり

女性に本当の女らしさや美しさが表れるのは、30歳、40歳を過ぎてから。男性も、男らしさやかっこよさが滲（にじ）んでくるのは、40歳、50歳を過ぎてから。これは、ぼくの持論です。誰だって若ければ、それだけで美しい。しかし、本当の美しさがその人に備わってくるのは、20代を過ぎて、中高年に差しかかってからではないでしょうか。

中高年になって、同窓会で同い年の人たちに会うと、若さや前向きに生きる姿勢、明るい話し方などに表れる〝年齢差〟が生じているのに気づかれる方は多いでしょう。とりわけ目につくのが、男女ともに、お肌の張りやつや、きめの細かさなどの美しさです。

テレビや雑誌に登場する俳優やタレントのように美しくなりたいと思って、彼女ら、彼らがコマーシャルしている化粧品を塗りたくっているみなさん。実は、美貌で知られる俳優やタレントの多くは、素肌はそれほどきれいではなく、その人たちのうんちに悪玉菌が多いのをぼくは知っています。番組で共演して、その人たちから直接うんちをいただいて腸内細菌を見させていただきました。

人には、その人なりの美しさがあるはずです。他人の美しさを真似ようとしても、イソ

ップ童話『とりの王さまえらび』のカラスのように、しだいに個性から離れる——というのは、言いすぎでしょうか。最近の美容のトレンドも、造形美よりは、素肌感を生かしたメイクやスキンケアが注目されています。

そこで、こんな調査が行われました。

腸内美活推進委員会（電通）が、美容と健康に興味がある全国の30代・40代の女性500人（各世代250人）を対象に、「素顔と腸に関する調査」（2012年）を実施しました。

「お化粧をがんばるより、すっぴんをきれいにしたい」（97・6％）、「すっぴんのきれいな女性は格好いい」（96・0％）と素顔の大切さを自覚している人が高率なのがわかります。「きれいなすっぴん」の目的としては、「恋愛において重要だと思う」が、40代は68・3％だったのに対して、30代が86・4％と高いのは、異性に対する関心の強さが見えてきます。

素顔の美しさを女性が認識しているのはわかりますが、素顔が美しいと自覚している調査では、反対の結果が出ました。

「すっぴんに自信がない」と答えたのは、全体の67・4％と3人に2人以上。40代（65・2％）より、30代（69・6％）の方が自信がありませんでした。

腸内ケアや腸年齢と、素顔の関係性についてたずねると、「素顔は腸内環境を反映している」（85・0％）、「腸年齢が若いと、すっぴんも若いと思う」（83・4％）と、腸の環境と老化と、素顔のきれいさに相関関係があると考えている女性が85％にものぼりました。

これらの回答の背景には、便秘体質を自認している人が、過半数の53・8％もいて、そのうちの約半数（30代の21・8％、40代の18・4％）が便秘に悩んでいるとの事実がありました。すっぴんに自信がない理由を、便秘と関係づけて考えている女性が多いのです。

実際に、お通じの頻度についても調査しています。

・1日2回以上　8・6％
・1日1回程度　47・6％
・2〜3日に1回程度　34・6％
・4〜6日に1回程度　6・6％
・1週間に1回以下　2・6％

便秘を自認する人の17・5％が、便秘について「とても悩んでいる」と答え、自分の

「腸内環境が悪い」と認識している人が70・4％もありました。

2〜3日に1回以下の便秘になると、うんちがたまに出たときは、ウサギの糞のようにコロコロしていて、黒ずみ、水に沈みます。そして、うんちもおならも、卵や肉が腐敗したときのように、強烈に臭いのが特徴です。

うんちが出るたびに水に流して、〝うん相〟を認識しなかったり、がまんして自宅で済まそうとすると、腸内環境は改善しないままです。

腸内環境が悪いと、どのような悪影響があるのでしょうか。それについても調査されました。実際に悪影響が多かった順に紹介します（複数回答）。

①肌が荒れる、肌の調子が悪くなる（45・9％）
②体重が増える、太る（43・6％）
③ストレスがたまる、生活が楽しめなくなる（37・4％）
④仕事や家事への集中力が減る（23・3％）
⑤むくみが出る（18・6％）
⑥血行が悪くなる、冷え性になる（17・1％）

⑦免疫力が下がる（12・5％）
⑧生活習慣病など、他の病気の原因になる（9・7％）
⑨見た目が老けてくる（8・5％）

腸内環境が悪いと、肌荒れになったり、肌の色が悪くなったり、むくみ、体重増加、老化など美容の問題だけでなく、仕事や家事など生活全般にも支障が生じているのがわかります。

腸年齢という言葉があります。腸の老化を判定する「腸年齢テスト」（85ページ）により、腸年齢が実年齢より若いか、あるいは老化しているかが簡単に判明します。

腸年齢が若い女性は美肌で、健康的です。ヤクルトの健康調査（2007年）でも、腸年齢が若い人は、肌のトラブルが少なく、腸年齢が老化している人ほど化粧のノリが悪く、肌の黒ずみや乾燥、毛穴の開きやニキビ・吹き出物など、肌の悩みが多いという傾向がありました。

女性の20代から30代にかけては、出産適齢期です。赤ちゃんはお母さんの腸内環境をそのまま引き継ぐため、便秘がちなお母さんでは腸内環境が悪く、赤ちゃんにもよくない腸内環境を与えてしまいます。つまり、女性の腸内環境は、みずからの美容や健康だけではなく、子どもの健康までも左右してしまうのです。

男性にとっても、きれいな肌は、就活や婚活にも有利ですし、頼れるお父さんや慕われる上司への近道です。

では、腸内環境を改善するために、調査対象になった女性たちはどのような腸内ケアを実践しているのでしょうか。

・発酵乳製品や乳酸菌飲料を摂る（49・4％）
・バランスのいい食生活を心がける（37・2％）
・食物繊維が豊富な食品を摂る（33・6％）
・規則正しい生活を送る（33・0％）
・水分をたくさん摂る（33・0％）
・運動する、体を動かす（25・6％）
・十分な睡眠を摂る（23・4％）
・食べすぎないようにする（15・4％）

・タバコを控える、禁煙する（15・2%）
・乳酸菌やビフィズス菌のサプリメントを摂る（12・0%）
・お酒を控える（11・2%）
・消化のよい食品を摂る（11・2%）
・できるだけストレスを溜めないようにする（11・2%）
・香辛料など刺激の強い食品を避ける（4・6%）

腸内環境を改善するための方法について、美容や健康に興味がある女性だけに、正しい知識が浸透しているようです。とくに、ヨーグルトや乳酸菌飲料、バランスのいい栄養、食物繊維、運動などは、ぜひ続けていただきたいものです。

これらの「腸内美活」を実践している人の83・3%が、腸内環境が改善したことを実感しています。その結果として、「ダイエット」（46・3%）や「美肌」（37・0%）などの美容効果も実際に表れています。

肉食系と美容

ある短大の栄養学の女性教授が、「学生たちのお弁当を見せてもらったら、箸がないんです」と嘆いていました。

どうして、箸がないと嘆くのか。これは日本の若い人たちの食生活が象徴されているからです。

女子短大生たちが持ってくる弁当には、フォークやスプーンがついていました。想像してみてください。フォークとスプーンで食べられる料理を。鶏の唐揚げにハンバーグ、ウインナーソーセージ、揚げ物に、主菜はおにぎりかサンドイッチ。野菜としては、ミニトマトが1個か2個添えられている程度です。これでは食物繊維やビタミン、ミネラルなどがまったく足りません。

日本食が、今、世界から長寿食として見直されている長所は、箸遣いと密接な関係があります。カルシウムの多い小さい魚や、食物繊維の多い海藻、イモ類、根菜、キノコ、植物性タンパク質と食物繊維に富む豆類……。これらは、スプーンやフォークでは上手に食べられません。

その点、日本の箸は、はさむ、切る、分ける、刺すなど自由自在に使い分けることができて、日本人の器用さの原点ともいえる道具なのです。先がとがっていない中国の箸や、断面が扁平で金属製の韓国の箸は、日本の箸ほど繊細な使い方はできません。

今では核家族化していて、大学生の母親の世代が箸を上手に使えないので、子どもも箸遣いを教えてもらえなくなっています。また、子どもは肉好きなので、肉料理で育てられてきました。そして今、日本の家庭料理から魚、海藻、豆などの日本人を長寿に押し上げた健康料理の数々が消えつつあるそうです。

その典型的な例が、弁当のフォークとスプーンなのです。彼女たちが母親になると、その子どもたちは、ますます日本のよき伝統料理を口にできなくなるでしょう。

肉の動物性タンパク質と脂肪は、すぐれた栄養素ではありますが、肉に偏った食生活を続けるのは心配です。

そこで、森永乳業株式会社は、お肉大好きという20代、30代、40代の独身肉食OL450人に、「独身女性と肉食調査」（2012年）を行いました。

この調査では、独身OLの肉食の頻度は「1日1食以上」が47・1％で、それも「1日100g以上」（48・9％）を、「夕食」（88・2％）か「昼食」（49・1％）に食べるそうです。

好きな肉料理では、「焼き肉」が82・0％、次いで「ハンバーグ」（80・0％）、「しゃぶしゃぶ」（70・7％）、「すき焼き」（63・1％）と続きます。

肉食ＯＬの焼き肉好きはわかるような気がしますが、「初デートでも焼き肉ＯＫ」が63・8％と高率だったのには驚かされました。ぼくたちが若い頃、焼き肉デートしているカップルは肉体関係がある、などと根拠なく言われて、女性を焼き肉に誘いにくい状況がありました。

ところが、この調査で、肉食女子に美容の問題が浮かび上がりました。1日2食以上の肉食女子は、「脂性」（58・8％）で「毛穴が黒ずむ」（76・5％）人が多く、「吹き出物に悩む」（66・2％）などの実態がわかりました。

見た目も、疲れが顔に出やすい「お疲れ顔」（66・2％）で、年齢よりも老けて見られる「老け顔」（38・2％）が多くありました。

うんちについても調査されました。

おなかの調子は「下痢」（44・1％）または「軟便気味」（38・2％）で、「おならがでやすい」（70・6％）ゆるみ腹でした。

肉食女子のうんちは、食物繊維の少ない肉食猛獣のうんちに似ています。おならの臭いについても調査すると、さぞかし、アンモニアやスカトール、インドールなどが多く、臭かったことでしょう。

そして、調査した女性の半数を超える人が、「将来の腸内疾患が不安」(51・8%)と答えています。

食に関して同じ趣味の「恋愛の対象は肉食男子」(80・0%)と圧倒的なのは理解できますが、肉食系どうしのカップルでは、ますます野菜や食物繊維に目もくれなくなってしまいます。

肉だけたくさん食べて野菜の摂取量が少ないと、腸内環境のバランスが悪くなって悪玉菌が多くなり、毛穴のたるみや肌の黒ずみ、吹き出物などお肌のトラブルが多くなります。今回の調査でも同様の結果になりました。

便秘でも吹き出物が多くなって肌が黒ずむなどの症状が出ますが、肉食に傾いてうんちがゆるくなっても、同じような症状になります。善玉菌が少なくなって、悪玉菌の影響が大きくなったからです。

肉の大量摂取は、お肌のトラブルだけでなく、大腸で発がん物質や発がん促進物質を作り、大腸がんのリスクを高めます。

大腸がんは、肉やアルコールの大量摂取と、運動不足、野菜不足が発症原因と言われています。そのうち、食事と運動は自分で気をつけることができるので、自分で大腸がんのリスクを下げることも可能です。

繰り返しますが、腸内環境を改善するには、ビフィズス菌や乳酸菌も有効です。それらが入っているヨーグルトや乳酸菌飲料を摂っていると、腸内環境の改善が望めます。それに、肉の3倍量の野菜を食べ、運動をし、肉とお酒を減らすと、大腸がんのリスクはさらに下がります。

今、日本人女性のがん死の1位は大腸がん。男性の大腸がん死は第3位。2020年には、大腸がんの罹患（りかん）率が第1位になるという予想もあります。

なぜこれほど大腸がんが日本人に急増したのでしょうか。

第二次大戦後、肉食に偏る欧米風の食生活をするようになったからだと推測する研究者が多くいます。ぼくもそう思います。

肥満は腸内細菌が原因

「やせるときれい」と考える女性が多くいます。ファッションモデルをみても、スリムな人がほとんどです。

でも、やせるときれいなのでしょうか。『源氏物語絵巻』や正倉院（しょうそういん）の『鳥毛立女屏風（とりげりつじょのびょうぶ）』などを見ると、下ぶくれのふくよかな女性が象徴的な美人と考えられる時代がありました。ヒトは、進化の過程で絶えず飢餓の危機にさらされてきました。食料不足の過酷な時代を生き延びてきた私たちの祖先は、摂取したエネルギーを脂肪として蓄えやすい人たちだったに違いありません。

その意味で、先進国で美意識が「やせ志望」に傾いているのは、飽食の国だからかもしれません。

では、同じエネルギーを摂取しても、肥りやすい人と、肥りにくい人がいるのはなぜでしょうか。

英科学誌「ネイチャー」（2006年12月21日）を読んだとき、ぼくは驚愕（きょうがく）しました。それは、「腸内微生物の肥満における役割」という記事でした。

米ワシントン大学のジェフリー・ゴードン博士のグループが、腸内細菌をバクテロイデーテス類とファーミキューテス類の2つに分け、肥満のマウスとやせたマウスの腸内細菌を調べました。

その前に、腸内細菌の種類について説明しておきます。

腸内細菌は、バクテロイデーテス門とファーミキューテス門の2つのグループに大きく分けられます。「門」とはなじみのない言葉でしょうが、生物の分類名です。たとえばヒトは、真核生物→動物（界）→脊椎動物（門）→哺乳（綱）→サル（目）→ヒト（科）→ヒト（属）→ホモ・サピエンス（種）と分類されます。同誌は「類」と表現していますが、「門」という分類に変えて説明します。

バクテロイデーテス門は、いわゆる日和見菌が多く、ヒトや動物の腸内細菌ではもっともたくさん生息しています。腸内細菌によっては、日和見菌感染症の原因になる菌もあります。

論文に戻りますと、肥満のマウスにはファーミキューテス類が多く、バクテロイデーテス類が少ないという傾向がありました。ヒトの場合も同じく、肥満の人ほどバクテロイデーテス類が少なかったというのです。

一方のファーミキューテス門は、栄養や難消化性の食物繊維までも栄養に変える能力の高い群です。この門に属する腸内細菌が多いと、同じ栄養を摂取してもエネルギー摂取率が高くなり、バクテロイデーテス門が多い人や動物よりも肥りやすいのです。

同誌の研究はさらに続きます。

肥満の人を、1年間ダイエットさせると、ファーミキューテス類の腸内細菌が減り、バクテロイデーテス類が増えたそうです。

さらに、ゴードン博士は、無菌マウスに、肥満マウスとやせたマウスの腸内細菌をそれぞれ摂取させました。すると、肥満マウスの腸内細菌を与えた無菌マウスは体脂肪が47%増え、やせたマウスの腸内細菌を与えた無菌マウスは体脂肪の増加が27%に留まりました。あきらかに、腸内細菌と肥満の関係が認められたのです。

肥満は、栄養過多と運動不足が大きな原因と考えられてきました。しかし、肥りやすい体質のあることが、腸内細菌の研究であきらかにされたのです。これは、腸内細菌をコントロールすることで、肥満を防止できる可能性を意味します。

ダイエットは腸内細菌でできる!?

肥満に関係する腸内細菌を特定できて、その細菌を減らす方法がわかれば、もっと手早くダイエットができるでしょう。

英科学誌「ネイチャー」(2012年10月4日オンライン版)に、「腸内細菌の変化が、Ⅱ型糖尿病発症に関与」という論文が掲載されました。

糖尿病には、Ⅰ型とⅡ型があります。前者は血糖を下げるホルモン「インスリン」が先天的に分泌されないのに対して、後者は生活習慣病などによってインスリンの働きが悪くなったり、分泌量が少ないために発症します。

中国深圳（しんせん）大学北京ゲノム研究所のチームが、Ⅱ型糖尿病患者を含む中国人の成人３４５人から腸内細菌を採取し、ＤＮＡ解析をしました。そして、Ⅱ型糖尿病と非患者の腸内細菌を比較したところ、Ⅱ型糖尿病と関連する特徴（遺伝子マーカー）が、６万か所以上確認されたそうです。同チームは、Ⅱ型糖尿病の発症リスクの予測に有効で、腸内細菌を変化させる薬剤で糖尿病を治療できるかもしれないと考えているそうです。

この研究報告は、腸内細菌が病態に影響しているという点ではおもしろい仮説ですが、Ⅱ型糖尿病との因果関係の証明にはまだまだほど遠い内容だと、ぼくは考えています。

その直後の同年12月、今度は、上海交通大学の研究チームが、国際微生物生態学会の学会誌に「肥満の原因菌かもしれないバクテリア（細菌）を特定した」と発表しました。

このチームは、病的な肥満に苦しんでいる患者の腸内に、大量に発生している細菌を発見しました。その菌とは、エンテロバクターでした。

エンテロバクターは、ヒトや動物の腸内にも生息していますが、腸内細菌科に属し、厳密に言えば、腸内細菌とはちょっと違う種類です。この属には、大腸菌や赤痢菌など病原性を持つものが多く、ペスト菌や肺炎桿菌などのように腸以外のリンパ節や肺に感染する菌も含まれています。

肥満患者から採取したバクテリアを、肥満耐性をそなえるように育てたマウスに10週間注入し、栄養価の高いエサを与え続けました。すると、マウスの体重が大幅に増加したそうです。

さらに、肥満の患者1人に、中国料理に使われる全粒穀物と中国伝統の薬膳料理、プロバイオティクスを9週間にわたって続けさせました。すると、この患者の体重は30kg以上減って、腸内のエンテロバクターは「検知不能」にまで減少したそうです。

そして、このチームは、「細菌が、人間の体内で、肥満の発生原因になっている可能性がある」と結論づけています。

……1人の実験で、エンテロバクターを肥満の原因菌と特定できるのか、ぼくには疑問が残ります。ぼくは、腸内細菌の研究者として、エンテロバクターの可能性がないとは断定はしませんが、さらなる研究が必要だと思います。

実は、以前出演したテレビのバラエティー番組で、スタッフが日本一太っているという体重268kgの男性を連れてきました。興味があったので、うんちをもらって、腸内細菌をチェックしてみました。すると特殊な菌が多いことに気がつきました。

その菌が男性の肥満の原因菌なのか、それとも肥満したために腸内環境が悪化して増えた菌なのかは、まだ明らかにしてはいません。肥満については、ぼくも研究中です。

そんな折も折、京都大学薬学研究科の木村郁夫（きむらいくお）助教らのグループが、腸内細菌が作り出す酢酸などが、脂肪の蓄積を抑制する仕組みを解明しました。その論文は、英科学誌「ネイチャーコミュニケーションズ」電子版（2013年5月8日）に掲載されました。

木村さんのグループは、①腸内細菌がいる通常のマウスと、②脂肪の蓄積を抑える脂肪酸受容体「GPR43」というタンパク質を欠損させたマウスに、脂肪を多く含んだエサを与える実験をしました。すると、②のマウスは、①のマウスより脂肪量が増えました。並行して、無菌状態で育てたマウスと、腸内細菌を抗生物質で除菌したマウスに、脂肪を多く含んだエサを与えると、GPR43のあるなしにかかわらず、両者に脂肪量の差はあらわれなかったそうです。

これらのマウスを調べると、腸内細菌などが作り出す酢酸によってGPR43が活性化し、筋肉でのエネルギー消費量が増えて、脂肪細胞に脂肪酸が蓄積するのを抑えていることがわかったそうです。

酢酸は、多くの腸内細菌が産生しますが、とくにビフィズス菌が作り出す特徴がありま す。前にも触れたように、腸管出血性大腸菌O－157のベロ毒素から腸管を守るために、酢酸は有効な働きをしています。

木村さんは、「腸内細菌が豊富なヨーグルトを多く摂取することで、肥満や糖尿病の予防が期待できる」と話していますが、ぼくもまったくそのとおりだと思っています。

病的な肥満やⅡ型糖尿病の方は、症状を軽減するためには、カロリーを抑えつつ運動することが必要です。しかし、美容目的の過度なダイエットは、却って健康を害しかねません。運動をともなわない過度のダイエットは、脂肪が減らないで、筋肉が落ちてしまいます。リバウンドしたとき、落ちた筋肉は戻らずに、その分、体脂肪が増えてしまいます。そうして、過度のダイエットとリバウンドを繰り返すと、重症の生活習慣病になる危険があります。

東北大学大学院医学系研究科の辻一郎（つじいちろう）教授（公衆衛生学分野）が、「やせと肥満と、どちらが短命か？」（２０１１年11月）を発表しています。結論を言えば、日本人の粗死亡率が最低になったＢＭＩ（肥満度）レベルは、男性が「25以上27未満」、女性は「23以上25未満」だったそうです。

ＢＭＩは「体重（kg）÷〔身長（m）×身長（m）〕」です。標準体重は22で、肥満は25以上とされています。ところが、死亡率からみれば、ちょっと肥満の方が、統計上は長生きできるのです。

やせ願望は、ほどほどに考えませんか。

アンチエイジングは腸年齢テストから

外見の美しさは、内面の美しさが反映されています。内面の美しさとは、腸内環境のバランスのよさです。腸内環境が良ければ、健康的で長寿の可能性があり、老化を遅らせることができます。

実年齢と比較して、腸内環境が老化しているかどうか。その評価は、「腸年齢テスト」で確認できます。

［腸年齢テスト］

次の３ジャンルの24問で該当する項目をチェックしてください。その合計で腸年齢を判定します。

「生活習慣について」

□顔色が悪く、老けて見られる
□肌荒れや吹き出物が多い
□おならが臭い。または、臭いと言われる
□うんちの時間が不規則
□寝つきが悪く、熟睡できない
□ストレスが多い
□運動不足だと思う
□タバコをよく吸う

「食事について」

□外食が週に4回以上
□肉が大好き

□野菜をあまり食べない
□牛乳や乳製品が嫌い
□食事時間が決まっていない
□朝食は抜く日が多い
□短時間で食べる
□アルコールを多飲している

「トイレについて」
□うんちが臭い
□うんちが黒っぽい
□うんちが水に沈む
□便秘しがち
□コロコロうんちが多い
□ときどきうんちがゆるくなる
□いきまないと出ない

□排便後もうんちが残っている感じがする

全24問のうち、該当した数を数えてください。

◎4個以下

あなたの腸年齢は、実年齢より若い状態です。好調、好ウンをキープしてください。

○5~9個

あなたの腸年齢は、「実年齢＋10歳」です。休み時間や週末に、体にいい運動をしてみませんか。

△10~14個

あなたの腸年齢は、「実年齢＋20歳」です。塩分と脂肪の多い料理は控え、ストレスをためないように気をつけてください。

●15個以上

あなたの腸年齢は、「実年齢＋30歳」です。本書の第6章を読んで、食生活を変える努力をしてください。

「腸年齢テスト」の結果がわかると、ご自分のうんちをじっくり観察してみたくなる人もあるでしょう。それが、腸年齢を下げて老化を防ぎ、美しさに近づく第一歩です。

第3章　腸内細菌と脳の関係

腸内細菌が大脳に与える影響

近年、腸内細菌の作る物質と脳が相関しあうという〝腸脳相関〟が、しだいに明らかになってきました。

脳は、私たち人間の体とこころの司令塔です。人間の大脳皮質には、脳神経細胞が平均で140億個もあって、それぞれの細胞が神経伝達物質を放出したり、受容しながら、情報のやりとりをしています。大脳皮質とは、大脳の表面にある灰白質の薄い層のことで、思考や推理、記憶、知覚など、脳の中でも高機能の作業を行う部分です。

脳から体を動かす命令が発動されると、脳から脊髄を通って全身に張りめぐらされた神経に、弱い電流が流れて筋肉を動かします。

脳の活動が活発になると、神経伝達物質の行き来が盛んになり、血流も増えます。逆に、脳神経細胞がダメージを受けたり、神経伝達物質の伝達がなんらかの理由によって阻害されると、その脳神経細胞が担当している分野の思考や運動などの機能がうまく働かなくなってしまいます。ちょうど、停電や通信障害が起きると、情報が遮断されてしまい、社会機能がストップする現象とよく似ています。

腸脳関係を説明する前に、マスコミの健康特集によく登場するおもな神経伝達物質について、あらかじめ紹介しておきます。みなさんも、耳にされたことがあるでしょう。

［セロトニン］　情緒を安定させる働きをする。号泣すると、このセロトニンが増加して、悲しみがやわらぐ。運動や食欲、体温調節、睡眠などの機能にも関係する。

［ノルアドレナリン］　興奮に関係し、集中力や記憶力、意欲を高める。一方で、不安や恐怖にも関係する。

［アセチルコリン］　学習や記憶、意識に関係する。睡眠や目覚めにも関わる。

［ドーパミン］　快感に関係し、脳を覚醒させて集中力を高める。学習や意欲にも関係する。

神経伝達物質には相関関係があります。ノルアドレナリンやドーパミンが過剰になって気分がハイになると、セロトニンが分泌されて落ち着かせるというように、脳が神経伝達物質のバランスをコントロールしています。ところが、これらの神経伝達物質が減少したままだったり、再生や受容を邪魔され続けると、思考や感情や行動のバランスが崩れて、体やこころの病気を起こす場合があります。

たとえば、アルツハイマー型認知症の患者は、アセチルコリンが減少していることが知られています。うつ病は、セロトニンやノルアドレナリンの欠乏説が有力視されています。また、パーキンソン病（手足が震え、動作が緩慢になる難病）は、ドーパミンを放出する細胞が変性して減少し、アセチルコリンが増加すると発症します。

神経伝達物質以外にも、神経系やホルモン、サイトカイン（細胞間伝達物質）を媒介として、脳と腸は双方向のネットワークを形成していることが、これまでにわかっています。

では、脳と腸には、どのような関係があるのでしょうか。

協同乳業と理化学研究所、東海大学医学部などの研究チームは、スイスの神経科学誌「Frontiers in Systems Neuroscience」に、「腸内常在菌の影響を受ける大脳中の低分子代謝副産物」（２０１３年4月23日）という論文を発表しました。論文名がちょっとむずかしいのですが、要するに、世界ではじめて腸脳関係が実験によって認められた、という内容です。

わたしたちは、遺伝的な偏りをなくすために、兄弟で交配させて誕生したマウス（1匹のオスと2匹のメスを交配させた仔マウス）のオス6匹を、無菌状態で育てた3匹と、生後4週間目に〝糞便（ふんべん）カクテル〟を食べさせた3匹の2群に分けて、滅菌水や滅菌飼料などを使って同じ条件で育てました。そして、7週目に、両群のマウスから、脳と大腸の内容物を回収して、細胞やその代謝物を網羅的に測定したのです。

こういう解析法を、メタボロミクス解析といいます。また、代謝物とは、生物が生命活動を行ったために、もとの物質から化学変化した物質をいいます。一例をあげると、ビフィズス菌がブドウ糖をもとに作る酢酸や乳酸は、代謝産物です。ビフィズス菌は、ブドウ糖を酢酸に変化させるときに生じるエネルギーを糧として、生命活動を行っているのです。

マウスの両群の違いは、腸内細菌がいるかどうかだけです。もし、腸内細菌が脳の代謝に関係していないのなら、両群から回収した代謝物に変化はないはずです。逆に、代謝物に変化があれば、それは、腸内細菌の働きによるものと考えられます。

実験の結果、大脳皮質から代謝物が196成分検出。そして、無菌マウス群と通常マウス群とでは、代謝物に変化が見られました。

そのうち、23成分（ドーパミン、セリン、N－アセチルアスパラギン酸など）は、無菌マウスの方が、通常マウスより高濃度でした。

一方、15成分（芳香族アミノ酸、ピペコリン酸、N－アセチルノイラミン酸など）は、無菌マウスの方が、通常マウスより低濃度でした。

無菌マウスに多かった23成分には、大脳皮質のエネルギー代謝に関係する成分も含まれていました。無菌マウスの方が、通常マウスよりも、大脳のエネルギー消費が多いのです。それはつまり、腸内細菌が、通常マウスの大脳の活動を制限している部分があるとも言えます。

人間の場合、脳の重さは体重の8％ほどしかありませんが、全エネルギーの20％以上を脳で消費します。それだけに、脳には、代謝物の影響が出やすいのかもしれません。ちなみに、脳のエネルギーはブドウ糖だけです。

両群にそれぞれ多かった代謝物には、なじみのない物質もあるかもしれませんが、ごく簡単に説明しておきます。

［無菌マウスに多い代謝物］

・ドーパミン　前述のように、快感に関係し、行動的になる神経伝達物質。
・セリン　繭のタンパク質の一種で、記憶や神経系の機能を補助する。統合失調症との関連が指摘されている。
・N－アセチルアスパラギン酸　正常な神経細胞の密度と関係し、多発性硬化症（運動麻痺や感覚障害が起きる難病）やアルツハイマー型認知症との関連の可能性がある。自閉症の患者には減少するという報告もある。

［通常マウスに多い代謝物］

・芳香族アミノ酸　神経伝達物質の〝原料〟。トリプトファン（セロトニンの素）、チロシン（ドーパミンやノルアドレナリンの素）、フェニルアラニン（チロシンの素）など。

・ピペコリン酸　てんかんとの関連が示唆されている。

・N－アセチルノイラミン酸　乳児の脳の発達に関与していると考えられる。

このデータだけでは、神経伝達物質と腸内細菌の関係が詳細には分析できません。ただし、今後も、脳の健康や疾病、脳の発達と衰弱、さらにヒトを含めた哺乳類の学習や記憶、行動などと腸内細菌の関係の研究を続けるために、今回の研究は大きな意義があったと、ぼくは評価しています。

みなさんは、この腸内細菌を増やすとこの神経伝達物質が増える、といった効果がわかれば、早く知りたいでしょうね。

うつ病と食事と腸内細菌

うつ病が急増しています。このうつ病と、腸内細菌に関係はあるのでしょうか。

うつ病は、誰でもなりうる病気で、一生のうちにうつ病になる頻度は、15人に1人と考えられています。

厚労省の「患者調査」によれば、うつ病を含む気分障害の総患者数は、1996年に43・4万人だったのが、2008年には104・1万人と2・5倍にも増えました。その後、若干減少しましたが、2011年は96万人と多い状態が続いています。

患者数が増えたのには、うつ病が社会的に認知されて、受診しやすくなったという理由があげられます。しかし、患者調査は、医療機関を受診している患者さんの人数だけです。受診していないうつ病の人は、4人に3人と推定されています。つまり、実際のうつ病者は、400万人もいる可能性があります。

うつ病は、神経伝達物質のセロトニンやノルアドレナリンの欠乏説が有力視されていると、前に触れました。であるなら、セロトニンやノルアドレナリンを増やす薬や、それらの原料になる栄養素を摂ればいいとお考えになる方もいるでしょう。

テレビの健康バラエティー番組や健康雑誌は、うつ病対策として、セロトニンやノルアドレナリンの〝原料〟になる栄養素を含む食品を摂るようにと、盛んに喧伝(けんでん)します。具体的には、トリプトファンとビタミンB_6を含む乳製品や肉、魚、大豆、ニンニクなどです。

しかし、これらの食品を摂取しても、必要な神経伝達物質が効率よく作れるかどうかは疑問です。神経伝達物質が体内で合成される可能性は考えられても、その証明はされていません。

うつ病は、医師の診断を受けて、抗うつ薬を処方してもらえば、多くは悪化しないまでに、医療技術は進歩しました。症状や体質などによって使い分ける抗うつ薬の開発も進んでいます。本人が気づかない場合もあるので、周囲の人が、「死にたい」と漏らすのを聞いたり、朝3時頃に目覚めて眠れない様子だったら、医師による診察を勧めるべきです。

うつ病になると、食欲がなくなってやせる、という先入観を持つ人も多いと思います。ところが、肥満はうつ病発症リスクを1・5倍高めて、うつ病は肥満発症のリスクを1・5倍高めるという双方向性の関係が指摘されています。

もし、眠れない、意欲がない、集中できない、性欲がない、などを自分で感じたら、以下のような、セロトニンを増やす方法を試してみてはどうでしょうか。

（1）首をまわす。
（2）深呼吸を何回かする。
（3）ウォーキングなど、負担にならず、持続可能な運動をする。
（4）思いっきり泣く。
（5）朝日に当たる。

なぜ、朝日に当たるとセロトニンが増えるのかと、不思議に思う方もあるでしょう。あまり知られていませんが、すべての動物には、体内時計があります。人間には、脳内の視床下部にある主体内時計と、全身の細胞すべてに末梢時計があります。これらの体内時計は、生物が進化する過程で、危険を防いだり、生きるために、地球の自転や月が地球をまわるリズムを取り入れたと考えられています。人間は、朝日を浴びて主体内時計をリセットして一日が始まり、朝食を摂ると全身の末梢時計がリセットされます。

朝食を食べて、全身の細胞にある末梢時計をリセットする。和食は、世界の人たちが注目する健康食です。特に、昭和30年代まで食べていたという、「魚と野菜が多く、肉が少ない料理」から、減塩すると理想的な食事になると言われています。

ごはんに豆腐とワカメの味噌汁、海苔、玉子焼き、アジの開きと大根おろし、納豆、ホウレンソウのおひたし、お新香と梅干し……。味噌としょう油、納豆、お新香は、日本が誇る発酵食品で、善玉菌やその菌体を含んでいます。バランスのとれた食品は、セロトニンを作るのに有効で、うつ病対策として勧められています。

今なら、このようなメニューに、ぜひヨーグルトを加えていただきたいものです。セロトニンを増やす腸内細菌については、次のような研究報告があるからです。

アイルランドのコーク・カレッジ大学のデボネ博士が、2008年、ビフィズス菌の一種B・インファンテス菌を投与したラットには、鎮静作用のある神経伝達物質「セロトニン」の素になるトリプトファンが増加したという報告をしています。博士は、同菌が抗うつ剤として働く可能性があると指摘しています。

母乳と人工乳で育った子どもの腸内細菌

母乳で育っている赤ん坊のうんちを調べると、腸内細菌の約8割はビフィズス菌だと言われています。ビフィズス菌は、おもに糖をエサにして、酢酸や乳酸を産生します。

日本人のうんちのpH（水素イオン指数）は、だいたいpH6・2~6・5のほぼ弱酸性です。それが、粉ミルクで育てられた人工栄養児はpH5・0~5・5の酸性に傾き、母乳栄養児はpH４・５とさらに酸性度が強くなります。

赤ん坊のうんちが酸性なのは、おもにビフィズス菌が酢酸と乳酸を作るからです。母乳栄養児のうんちが、粉ミルクで育てられた人工栄養児のうんちより酸性度が高いのは、母乳栄養児のほうにビフィズス菌以外の腸内細菌が少ないからです。酸性度が高いと、感染症に対する防御機能が高まります。さらに、母乳には、粘膜免疫防御系（ＩｇＡ＝免疫グロブリンA）も含まれています。

このように、母乳栄養児は何重にも守られているので、人工栄養児と比較して、罹患率や死亡率の低いことが知られてきました。

ここで、前述した無菌マウスと通常マウスの大脳皮質にある代謝物の研究を思い出してください。通常マウスから、無菌マウスより優位に検出された代謝物の中に、Ｎ－アセチルノイラミン酸がありました。この物質は、乳児の脳の発達に関与していると考えられています。

ということは、通常マウスの方が、無菌マウスより脳が発達しているかもしれません。腸内細菌が、脳をより発達させていると考えてもいいでしょう。

前にも触れたように、マウスを使って実験しても、どの腸内細菌の菌種菌株が脳を発達させるのに関与しているかは、現段階ではわかっていません。それに、ヒトについても当てはまるかどうかもわかりません。

ただし、ヒトでも、腸内細菌が脳の発達に関与している可能性は十分考えられます。逆に、脳の発達を阻害するような働きの腸内細菌が存在するかもしれません。腸内細菌は、種類によって、脳に〝功罪〟があるように思います。

それでは、正常分娩（ぶんべん）で産まれた母乳栄養児と人工栄養児の腸内細菌に、違いはあるのでしょうか。

30年以上前、培養法を用いて腸内細菌の解析をしていたとき、生後1か月の母乳栄養児と人工栄養児では腸内細菌に違いが見られました。

ところが、１９９０年代の後半から遺伝子解析が行われるようになり、培養が困難な菌も含めた腸内細菌がわかるようになると、それまでの研究結果とはかなり変わってきて、両者には、生後1か月ぐらいまで腸内細菌に違いは見られなくなりました。腸内細菌に違いが生じてきたのは、その後、赤ん坊が2か月、3か月と成長してからです。この差は、母乳と人工乳の違いによるものと考えられます。

ヒト由来のヒトミルクオリゴ糖は、１３０種類以上あります。そのうち、母乳に含まれるオリゴ糖のどれが、ビフィズス菌を増やしているのかは、長い間わかりませんでした。それが、東京大学大学院農学生命科学研究科の伏信進矢（ふしのぶしんや）教授らの研究グループによって、2013年5月、糖類の一種「ラクト－N－ビオース」を含むミルクオリゴ糖が、ビフィズス菌を増やすことを解明しました。

次に、正常分娩の乳児と、帝王切開で産まれた乳児の腸内細菌を調べました。すると、帝王切開で産まれた乳児は、腸内細菌の成立が遅れて、生後1か月くらいになるまで、ビフィズス菌は検出されませんでした。

赤ん坊の腸の中に多いビフィズス菌は、母親の腸内にいるビフィズス菌と、菌株レベルで同じ（同一種）と言われています。やはり、母の産道を通るときにもらう菌が、その後の子どもの腸内細菌に大きく影響してくるのです。

赤ん坊の理想的なうんちを作るには、母由来のビフィズス菌と、母乳に含まれるラクト－N－ビオースを含むミルクオリゴ糖の両方が必要なのです。それが、赤ん坊の脳の発達や健康面にも影響している可能性があります。

ここで、偽膜性大腸炎を寛解させるために、健常者のうんちカクテルを患者の腸に注入したことを思い出してください。正常分娩で産まれて母乳で育った健康な赤ん坊のうんちを、なんらかの理由で腸内細菌が整っていない赤ん坊の腸に注入すれば、バランスのよい腸内環境を作り出せるかもしれません。

低栄養の子どもたちに起きる病気

最近のお母さんには、〝小さく産んで大きく育てる〟が理想と思われているように感じます。実際に、赤ん坊の出生時の平均体重は低下しています。

厚労省が10年ごとに調査している出生時の体重と身長のデータがあります。体重は、１９８０年の男児３２３０ｇ、女児３１６０ｇをピークにして、その後、小さくなり続けています。２０００年は男児３０４０ｇ、女児２９６０ｇ、２０１０年には、男児２９８０ｇ、女児２９１０ｇと、ともに３０００ｇを下まわってしまいました。

福岡秀興（ふくおかひでおき）早稲田大学研究院教授（産婦人科医）の報告では、出生体重が小さかった女性は、大人になって妊娠すると、妊娠糖尿病になりやすいことがわかりました。妊娠糖尿病になると、妊娠時の血糖値管理がむずかしいうえに、分娩後、糖尿病になるリスクが高くなります。とくに２５００ｇ未満で産まれた女性は、２５００〜４０００ｇで産まれた女性よりも、約5倍も妊娠糖尿病になりやすいというデータが出ています。

糖尿病だけでなく、出生体重が小さいと、虚血性心疾患（狭心症や心筋梗塞などの心臓の病気）、高血圧、メタボリック症候群、脳梗塞、脂質異常症などの生活習慣病や、神経発達異常などが起きやすいと指摘されています。

似たような現象が、第二次世界大戦中、「オランダの冬の飢餓事件」として起きています。ナチスドイツによって食料の流通が遮断されたオランダ西部では、寒波も災いして、食料輸送ができなくなり、餓死者も発生したそうです。そのとき、女性の胎内にいた子どもたちは、低栄養により子宮内発育遅延児になりました。その子どもたちには、その後、メタボリック症候群や糖尿病、心筋梗塞が多発したそうです。

母胎内で低栄養状態にあると、飢餓遺伝子が働くようになって、同じ栄養を摂っても、肥満に関係する生活習慣病や心疾患になりやすいと言われています。今のような飽食の時代にあって、母体が低栄養になって、低体重児が多くなっている原因といえば、母親自身の過度のダイエットや偏食が考えられます。

母親が低栄養になれば、腸内細菌のバランスは決してよくないでしょう。出産するとき、バランスの悪い腸内細菌が赤ん坊に引き継がれるとしたら、生まれた子どもたちが生活習慣病や神経発達異常などになるのは、腸内細菌の影響の可能性もあるかもしれません。

福岡氏は、「小さく産んで、大きく育てるという考え方は間違い」だと警告しています。自閉症というコミュニケーションが困難な脳機能障害があります。自閉症の子どもたちには、運動障害や多動性障害、うつ、そううつ、統合失調症、強迫神経症などの症状が見られます。しかし、治療法は見つかっていません。

自閉症の患者の腸内細菌には、悪玉菌を含むクロストリジウムが多く、後天的な自閉症児には腸炎が多いという指摘がこれまでにありました。米コロンビア大学の研究グループは、2012年、自閉症児23人のうち13人から、サッテレラという腸内細菌が見つかったのに、非自閉症児からはこの菌は見つかっていないと報告しています。

そのため、子どもたちの腸内細菌の乱れや偏った栄養が、自閉症を発症するという仮説も唱えられました。治療法として、「腸内細菌をバランスよくすれば、自閉症を治せる」という提案もありました。

しかし、自閉症は、脳機能障害だと考えられています。たとえ、発症者と腸内細菌との相関がわかったとしても、腸内細菌によって自閉症が起きたのか、あるいは、自閉症によって腸内細菌が悪くなったのかなどの証明は、まだむずかしい問題です。

自閉症の患者は、日本だけで100万人を超えるという説もあります。自閉症の発症メカニズムが解明されて、治療法が確立される日がくることを願ってやみません。

好物ばかり食べていると脳はどうなるか

歯科医の知り合いから、顎の発達と生活習慣話を聞きました。

最近の子どもたちの多くは、顎が発達していないので、顔の下半分がほっそりしているそうです。顎が発達しないのは、やわらかい食べ物ばかりを食べているから。硬いものややわらかいもの、いろいろな栄養素を含む料理を食べていないのです。

〝一味同心〟という言葉があります。同じ料理を一緒に食べると、連帯感が湧くという意味です。〝同じ釜の飯を食べる〟と、血のつながりより親しくなれる場合があります。茨城県警察の調査では、鍋を食べる家庭の子どもたちに、非行は少なかったそうです。

〝孤食〟の子どもたちは、3食きちんと食べるという習慣がないので、好きなものを、食べたいときに、食べたいだけ食べます。その典型的な食べ物は、脂肪分が多くてやわらかいスナック菓子や揚げ物、そして炭酸飲料です。

炭酸入りの飲料がすべてダメだと言っているのではありません。炭酸水にたっぷり入っている糖分が問題なのです。糖分を摂りすぎると、小児糖尿病および糖尿病のリスクが高ります。500ml入りペットボトルの甘い炭酸飲料には、角砂糖が15〜16個も入っています。精製された糖を多量に摂取すると、こころに影響を及ぼすという指摘もあります。

さらに、スナック菓子や炭酸飲料に多く含まれているリン酸が、カルシウムと結合してリン酸カルシウムを作るので、体内のカルシウムがどんどん流出してしまいます。

マウスをカルシウム不足にすると、凶暴になって、仲間を噛(か)んで攻撃するという実験結果もあります。ヒトがキレやすくなるのは、カルシウム不足も関係しているのかもしれません。

スナック菓子や甘い飲料は、酸性食品です。食品が酸性かアルカリ性かは、含まれるミネラル分が酸性かアルカリ性かによって決まります。食品はアルカリ性にして血液もアルカリ性にし、うんちは酸性にして腐敗菌を防ぐのが、体を健康に保つ秘訣(ひけつ)です。

以前、ハワイを旅したとき、アメリカ人が、1Lサイズの炭酸水を片手に、ワイキキビーチを闊歩(かっぽ)しているのをよくみかけました。甘い炭酸水1Lには、角砂糖が30個以上(!)も入っています。さすがにアメリカでも、2012年から1Lサイズの炭酸飲料を禁止する自治体も出てきましたが、体にいいはずはありません。甘くて冷たい飲み物は、ますます喉が渇いて、もっと飲みたくなるのが欠点です。

また、やわらかい食品には、食物繊維はあまり含まれていません。やわらかい食品ばかり食べて、顎の発達していない子どもたちは、腸内環境のバランスが取れていないでしょうし、理想的なバナナうんちでもないでしょう。

反対に、硬い食べ物といえば、おしゃぶりコンブや煮干し、玄米、煎り豆、木の実など、食物繊維やカルシウムなどがたっぷり含まれています。硬い食品を食べるときには何回も咀嚼（そしゃく）して顎を使うので、脳の刺激にもなって一石二鳥です。

こんなに健康的な食材を子どもたちや若者が好まないのは残念です。

東京都内の市立K小学校で、約４００人の生徒たちを対象に、養護担当の先生たちが食事とうんちに関するアンケートを行いました。結果は、次のとおりです。

・肉が大好き　64％
・野菜はほとんど食べない　20％
・夜更かしする　40％
・朝寝坊する　40％
・排便時間が不規則　50％

・便秘している　　　　17％

今の子どもたちは、本当に肉好きです。肉はおいしく、タンパクや脂肪を摂るには最適です。その反面、ビタミンやミネラル、それに第六の栄養素と言われる食物繊維は不足しているので、肉ばかり食べていると栄養が偏ってしまいます。

お母さんやお父さんにしてみれば、肉料理だと子どもが食べるので、ついつい肉料理が多くなってしまいます。月曜は牛肉、火曜は豚肉、水曜は鶏肉、そして木曜は牛肉に戻るという具合に……。しかし、好きなものが、すべて体にいいわけではありません。むしろ、健康を損なうもとになりかねません。

この小学校のアンケートを見ると、悪玉菌がはびこるような要素ばかりです。その結果として、便秘気味の子どもが多いように思えてなりません。

かつて、O－157による食中毒が発生したとき、高齢者のほかに、感染した子どもたちの中で重症化したのは、女の子が多かったように思います。ぼくの推測の域を出ませんが、便秘が低年齢化して、子どもたちの腸内環境を悪化させて、〝免疫力〟が低下しているのではないでしょうか。

かつて長寿だった沖縄県が、しだいに平均寿命の順位が低下していることと、沖縄県民の動物性脂肪の摂取量増大に関係があると思うのは、ぼくだけでしょうか。

人間は、歯の構造を見てもわかるように、肉食系の犬歯や草食系の臼歯を持つ雑食性です。

腸内環境を悪くしないように、健康的な食生活をするにはどうしたらいいのか。頭で考えて食べることの大切さを、子どもたちにわかってほしいと思っています。

学力を向上させるうんち

「元気の印は朝ごはん」という標語があります。朝ごはんを食べる人は、朝から活力がみなぎって行動的です。

朝ごはんを食べようと思えば、朝、余裕をもって、起きなければなりません。それには、早寝が必要です。早起きすれば、腸の動きが活発になるので、便意をもよおします。うんちをすればおなかもすいて、朝ごはんをおいしくいただけます。これが、朝ごはんが健康につながる〝うんち三段論法〟です。

朝ごはんを食べると、その日、2回目のうんちが出る人もいます。まさに、ぼくがそうです。さらにぼくは、夕方にも便意をもよおすので、1日に3回、うんちをゲットしています。

「早寝→早起き→朝うんち→朝ごはん→早寝」は健康の方程式です。活力をあげて、脳力を最大限に発揮させる公式でもあります。

なので、先の標語の裏を返せば、**"元気の印は朝うんち"**とも言えます。

もし、朝ごはんを食べなければ、「朝食抜き→ドカ食い→日中、眠気で集中できない→深夜、空腹→夜食→朝寝坊→胃もたれで朝食抜き」と、活力低下、学力低下、健康悪化など負のスパイラルに陥ります。

ここで、時間栄養学の権威である女子栄養大学の香川靖雄(かがわやすお)副学長（自治医科大学名誉教授）のエピソードを紹介しましょう。

自治医科大学の学生は、出身地に帰って医療活動に携わるため、地方自治体の補助や援助で勉学に勤(いそ)しんでいます。もし、学生が医師国家試験に合格しなければ、出身自治体に財政的な迷惑をかけるばかりでなく、医療活動の計画にも差し障ります。

ところが、自治医科大学では、創設後、医師国家試験の合格率が下がる傾向がありました。そのとき、医師国家試験の対策教官として抜擢(ばってき)されたのが、香川先生でした。

ここで問題です。香川先生は、医師国家試験の合格率を上げるために、自治医科大学の学生に、どのような指導法を取り入れたのでしょうか。

(1) 学生を合宿でスパルタ教育する。
(2) 勉強ばかりではなく、運動もさせる。
(3) 朝食を食べるように、朝早く起こす。

賢明な読者のみなさんは、もうおわかりと思います。正解は、学生全員を合宿に参加させて、朝早く起こして朝食を食べさせ、運動も取り入れながら、スパルタ教育をしたのです。つまり、すべて正解です。その中でも、早起きと朝食がポイントになったのは、言うまでもありません。

昔から〝文武両道〟と言いますが、勉強の成果をあげるためには、運動も必要です。運動すると、血液循環がよくなり、脳の力もアップすると考えられます。

子どもたちにも、同じことが言えます。

小中学生を対象にした学力試験では、毎回、秋田県と福井県が上位にランクします。それは、両県民の勤勉な性格も影響しているとは思いますが、とくに秋田県では、子どもたちに早起きと朝食を徹底させたことの効果が大きかったと聞きました。

さらに、秋田県内にある大学の教育学部と連携して、教師をサポートする教師を派遣するなど、教育体制を充実させました。子どもたちに教育を受け入れやすいように体調を整えさせて、教師側もわかりやすい教え方を研究し続ける。こうした二重の教育改革が功を奏したと言えるでしょう。

それにしても、子どもたちが朝から元気だと、友だちや大人にも挨拶するし、見ていて気持ちがいいものです。校庭や体育館を元気に駆け回っている子どもたちの腸内では、きっと善玉菌が〝飛び跳ね〟るように、活発に活動していることでしょう。

ぼくは、子どもたちの学力向上の〝王道〟は、「学力向上は朝うんちから」と、公言して普及につとめています。

一般に、ヒトは、太陽活動とともに生活を送る方が、脳力を発揮できます。夜型より、朝型の方が、能率の上がる人が多いようです。

最近では、深夜勤務や24時間勤務が多い職場で、がんの発生率が高いという報告もあります。ヒトが、過労の末に、体に変調を来すのは、太陽とともに生活しないことにより、一日の行動のリズムと体内時計が乖離（かいり）しているのが原因かもしれません。

そこで、大きな問題があります。

学校の便所が、子どもたちがうんちをしやすい構造になっていないのです。家庭には座るタイプの洋式便座が普及していますが、学校では、ほとんどと言っていいほど、腰を浮かせて用をたすタイプの和式です。和式は足腰を鍛えるのには好都合で、建設費も割安かもしれません。が、和式に慣れていない子どもたちにとっては、中腰を保つ筋肉に体力を消費するので、きわめて〝難産〟です。ぜひ、教育現場では、積極的に洋式便座を導入していただきたいと思います。

東日本大震災が発生した直後、避難所に押し寄せた人々の中には、集会所や公共施設の和式便所に慣れなくて、便秘になった人が多かったそうです。まして、食べ物が行き届かず、おにぎりや菓子パンなどの食物繊維が少ない食事でがまんしていた人たちが多かったのですから、便秘対策は今後の課題です。

学校や避難所に指定されるような公共施設の便所に多いのは、建設費を抑えて、掃除しやすさを考えた構造です。和式便器で足腰に負担がかかるうえに、打ちっぱなしのコンクリートには水が浮いていて、虫もウヨウヨいるような寒々しい便所では、出るものも出なくなってしまいます。

ぼくは、大震災直後、気仙沼市のある避難所にトイレ掃除をかねて入りました。そこで見た現実は、汚れ果てた便器でした。便所を使う気持ちになれなかった人も多かったようで、陰鬱な心境が顔から見て取れました。

ぼくは、意を決してボランティアに変身し、便器を掃除し、磨いてまわりました。被災された人たちからは、「こんなに便器をきれいにする人は見たことない」とありがたがられました。しかし、被災された方々は、都会から来たぼくが、うんちを汚がらないばかりか、うんちを愛おしみながら観察している様子を見て、不思議に思ったようです。ぼくは、うんちを研究対象にしているプロフェッショナルの研究者なので、うんちを触るなど屁とも思っていません。

きちんきちんとうんちをする生活は、子どもたちの学力を伸ばすだけでなく、人が尊厳をもって生きるうえでも大切です。

第4章　8パターンに分ける腸内細菌の特徴

おなかケア・プロジェクトが始まった

ぼくは、40年ほど前、腸内細菌の研究を本格的に始めてから、「腸内細菌の全体像をつかみ、予防医学に役立てる」ことを目標にしてきました。しかし、研究は多難でした。

「辨野さん、まだ腸内細菌の研究なんかやってるの」

「食物繊維と大腸がんの関係なんかないじゃない」

いろいろなご批判が、ぼくの研究の〝肥やし〟や励ましになりました。

その後、腸内細菌に関する研究が世界的に進み、腸内細菌の産生する物質が、腸壁を侵したり、腸管から吸収されて全身にまわって多くの病気にかかわることがわかってきました。腸内細菌が、こころ＝脳や、美容に及ぼす影響についても、多くの関係が判明しています。今や大腸は、〝第二の脳〟というたとえを超えて、〝第一の脳〟と言われるまで、腸内細菌の存在が注目されています。

であるならば、腸内細菌や腸内環境をつぶさに調べることによって、病気の予測や予防が可能になるのではないか。しかし、その思いは、腸内細菌の7～8割が培養困難であるがために、研究は遅々として進みませんでした。

それが、1990年代後半から始まった遺伝子工学的手法によるDNA解析の進歩によって、培養が困難な腸内細菌でも、その存在や機能がつかめるようになってきたのです。

今、ぼくは、特別招聘研究員として理化学研究所の辨野特別研究室に所属しています。担当しているのは、おなかケア・プロジェクトです。おなかの腸内細菌を解析することによって、健康管理や健康診断、治療方針の判断などに役立てようという目的です。

腸内細菌を網羅的に解析できて、データとして記録できるDNA解析は非常に有効な手段でした。多くの腸内細菌のDNA配列が登録されるごとに、データを更新できます。それらをデータベース化して、腸内細菌のパターンを分類できれば、病気の予防、健康増進にも有効です。

たとえば、大腸がんと関係する腸内細菌を調べるには、大腸がんの手術を受けた人や治療した人を集めて毎年、腸内細菌を解析し、再発する人と再発しない人ではどういう差があるかを見れば、有意義なデータを得られるでしょう。

それは、私たちのプロジェクトでも可能ですが、時間がかかります。そこで、現段階では多くの人々からうんちを提供してもらい、腸内細菌解析を行っています。それをもとに、①排便状況　②食生活　③生活習慣や既往症　④運動習慣　⑤喫煙の有無　⑥飲酒の有無などの個人データとの関連を調べながら分類するように方向性を定めました。

うんちを提供し、生活習慣アンケートに協力していただける被験者を、ぼくの講演やメディアなどを通じてお願いしたところ、2000名以上の方がご協力くださいました。そして、今も被験者は増加中です。

これほど多人数の方からうんちを提供してもらい、腸内細菌と生活特性との関連性を見る研究は、これまでにありませんでした。今も、腸内細菌解析データは増加しているので、解析方法を詳細に加えるなどすれば、さらに充実した内容になるでしょう。

その被験者はどのように集めていて、どのような生活習慣アンケートに答えればいいのかと、疑問に思われる方もあるでしょう。

実際の手順については巻末をご覧ください。

腸内環境が米一粒分のうんちで解析できる

前にも触れたように、大腸内の腸内細菌は、上行結腸、横行結腸、下行結腸、S字結腸、直腸では、ほぼ同じ割合で、水分含有量の違いがあるだけです。腸内細菌は、大腸粘膜と合体して、増殖した菌をどんどん大腸内に押し出しているので、うんちの腸内細菌も大腸内とほとんど同じというわけです。

被験者から送られてきた（巻末参照）「排泄便」は、容器内にある腸内細菌のＤＮＡを抽出する溶液に溶かされた時点から、腸内細菌に含まれる遺伝子を抽出する作業が始まっています。

おなかケア・プロジェクトでは、腸内細菌に含まれる本体の遺伝子「ＤＮＡ」ではなく、腸内細菌由来の「16ＳリボゾームＲＮＡ遺伝子」の遺伝情報を転写するためのコピー遺伝子を分析に利用しています。

抽出された1本のＲＮＡ遺伝子を、一定温度まで加熱すると、遺伝子の真ん中で切断されます。次に温度を下げながら、特殊な酵素を反応させると、遺伝子はそれぞれ復元されて2本になります。遺伝子を倍にするのにかかる時間は数分ですから、2時間あれば20回はこの操作を行えるので、1本の遺伝子を、理論上は、１００万本以上（2の20乗）に増幅できるのです。犯罪捜査で、髪の毛一本とか、わずかな体液があれば個人を特定できるのは、こういう理由によります。

同様に、このプロジェクトでお送りいただくうんちは、米一粒分もあれば十分なのです。多い方が検査には便利だろうと、大盛りにして、お送りいただくご配慮は必要ありません。

『ヒト腸内常在菌解析データベースの構築の研究』への参加・協力の同意文書」と容器に入れた便、それにおなかケア・健康調査票の3点セットをお送りいただくと2〜3か月以内に分析結果がお手許に届きます。被験者の申し込みが殺到している場合には、それ以上時間がかかるかもしれませんので、しばらくお待ちください。

分析の結果は、封筒に入れてご本人宛てに郵送します。同封する「報告書」には、このような内容が記されています。

〈おなかケア・プロジェクト報告書

ID：△△△△△△　○○○○様

今回ご提供頂いた大便サンプルより腸内細菌由来のDNAを抽出し、分子生物学的手法を用いて腸内細菌の解析を行いました。今回用いた手法では、複雑な腸内細菌をグループ（菌群）毎に捉え、その構成を相対的に表しました。

［あなたの腸内細菌の構成パターン］

菌群に含まれる主要な菌　割合（%）

（A）クロストリジウムXIVa、ユーバクテリウムA+B+C、アクチノマイセス　19・5%

（B）ストレプトコッカス、クロストリジウムI+XI、バクテロイデス　19・0%

（C）クロストリジウム、ユーバクテリウムA+B、ルミノコッカス　17・4%

（D）クロストリジウムXIVa、フゾバクテリウム、ラクノスピラ　14・6%

（E）その他のクロストリジウム　6・9%

（F）クロストリジウムI+XIVb、ラクノスピラ科、バクテロイデーテス　5・9%

（その他）16・7%

合計　100・0%

（中略）

［全体におけるあなたの腸内細菌］

腸内細菌の構成パターンの類似性で参加者全員の腸内細菌のグループ分けを行ったところ、8つのグループに分けられました。各グループには、他のグループと比較して平均的に下記のような菌が多く含まれる傾向が見られました。

あなたの腸内細菌はグループ8に属しています。

報告書にある「グループ8」とは、第1章の冒頭で紹介した、グループ8「喫煙せず、野菜・発酵乳や乳酸菌飲料を摂る男性群」を意味します。

この分類こそ、腸内細菌と生活環境や健康状態の関係を分析した、私たちプロジェクトチームの汗と涙の結晶なのです。

腸内細菌と生活習慣のデータを統計処理

ヒトの腸内細菌は、1000種類以上もあって、腸内で600兆個から1000兆個も生息しています。ただし、種類と数には個人差があります。

ヒトの腸内細菌を解析するためには、うんちに含まれるすべての腸内細菌を解析すれば手っとり早いと思われる方もいるに違いありません。しかし、そんなことをしていたら、莫大(ばくだい)な費用がかかってしまうので、おなかケア・クリニックを実現するためには、現実的ではありません。

そこで、私たちは、腸内細菌由来の16ＳｒＲＮＡという遺伝子解析を用いる「ターミナルＲＦＬＰ法」を採用しています。この解析法は、検体が多くなれば、一検体あたりの検査にかかる費用は安くなって、将来的に1万円を下回る可能性があります。そうなれば、おなかケアや健康診断等でも、費用をあまり気にせずに、多くの方々が気軽に利用できるようになります。

ターミナルＲＦＬＰ法では、制限酵素で特異的な遺伝子配列を切断することにより、おおまかに腸内細菌の種類とその量を、解明できます。

私たちは、この腸内細菌のデータと、「おなかケア・健康調査票」に記された被検者のデータとを、「データマイニングシステム」という統計法にかけて、両群に関係があるかどうかを検討しました。ただし、調査票は１４３項目もあって、すべてを取り込むには多すぎるので、実際には、年齢や性別、食生活、生活習慣、運動習慣、健康状態（便秘、肥満、アレルギー、腸疾患、糖尿病、高血圧）など27項目をピックアップしました。

今回は、調査票を被検者の方に記入していただいたので、回答には、応募された方々の主観が入っています。そのため、データをコンピュータ処理するにあたって、次のような質問項目では、「食べない」か、「よく食べる」に二分（2値化）する必要がありました。

問47　ヨーグルト・乳酸菌飲料を摂る回数を教えてください。
□(1) ほとんど食べない、飲まない
□(2) 週に1〜3回
□(3) 週に4〜6回
□(4) 毎日1回
□(5) 毎日2回以上

↓

データ処理では、(2)と(3)の間で線引きし、次のように処理しました。
(1)(2)は、「食べない」
(3)(4)(5)は、「よく食べる」

同じように、年齢層に関しては、「60歳以上」と「59歳以下」の2群に分けています。

ここでは、統計処理の詳しい説明は省きます。腸内細菌と生活習慣が関連する特徴的なグループを統計学的手法で求めた、と理解していただければ幸いです。

簡単に言えば、こういうことです。ドラッグストアで、「紙オムツを買う人は缶ビールもよく買う」というポスシステム（レジでの情報処理）のデータがあるそうです。両者は、一見、関係がなさそうですが、紙オムツを買う男性はアルコール分の軽いビールを家飲みするとか、赤ん坊が小さいお宅ではご主人が子どもを可愛がって早く帰宅するので、奥さんがビールを買っている、といった理由があるのかもしれません。いずれにしても、このデータをもとに、紙オムツのそばに缶ビールを陳列したところ、売り上げが伸びたそうです。そういうデータの関連性を見つける統計的手法を、腸内細菌と生活習慣のデータ処理にも採用しました。

本書で紹介する分類や分析は、２０１１年10月〜２０１２年4月にかけて応募があった一般健常成人１２０５人（有効人数は１１２２人）のデータに基づいています。内訳は、男性35%、女性65%。年齢構成は、10代０・２%、20代７・７%、30代25・４%、40代20・１%、50代14・７%、60代14・５%、70代10・０%、80代７・１%、90代０・３%です。これだけの人数の腸内細菌を分析・解析した研究は、世界的にも初めてだと、私たちスタッフは自負しています。

２０１３年7月時点では、応募者はすでに２０００人を突破して、鋭意、解析中です。

さらに、近い将来、新しい統計解析システムを採用する予定ですので、解析内容もパワーアップするでしょう。

ちなみに、被検者は募集中で、とくに40代、50代の男性の比率が少ないものですから、この構成に該当する方は、是非、ふるってお申し込みください。

今回の遺伝子解析をするにあたり、制限酵素という、遺伝子を特異的な配列の部分で切る〝ナイフ〟を、2種類使用しました。それは、「*Alu*1」と「*Msp*1」です。制限酵素が対応する特異的な遺伝子の配列が、腸内細菌の遺伝子に現れる頻度で言えば、「*Alu*1」は〝長く切るナイフ〟であり、「*Msp*1」は〝短く切るナイフ〟です。長短の2刀を使えば、腸内細菌群を効率的に分析できると私たちは考えました。

切断された腸内細菌の遺伝子が、電気的な力で引き寄せられた塊は、使用する制限酵素ごとに菌種がわかっています。

たとえば、制限酵素「*Alu*1」を腸内細菌由来の16SリボゾームRNA（塩基数は1500）に働かせると、「A53」から「A994」まで、45種類の菌種の群が生じます。この菌種の群を、OTU（Optional Taxonomic Unit）と言います。OTUは、制限酵素で切断された16SリボゾームRNA遺伝子長を表し、仮に設けた分類群を示しています。

そのうち「A53」には、「クロストリジウム、ユーバクテリウム、フェカルバクテリウム」などが多く集まります。

クロストリジウムは、病原性を持つ悪玉菌のほか、日和見菌が多くあります。ユーバクテリウムは、日和見菌。フェカリバクテリウムは、酪酸を産生する腸内優勢菌です。

また、制限酵素「*Msp*1」を同様に働かせると、「M54」から「M630」まで35の菌種の群が生じます。

「M54」に表れる菌種は、「クロストリジウム、ラクノスピラ、バクテロイデスなど」。ラクノスピラは初めて登場しますが、通常は腸内に少なく、悪玉菌の代表と言われるC・パーフリンゲンス（ウェルシュ菌）に極めて似ています。

このようにうんちに含まれる腸内細菌の遺伝子解析のデータにもとづいて、8腸内細菌パターンに分類できたのです。

8グループの腸内細菌群が示す意味

この本で、ぼくがもっとも書きたかったのが、腸内細菌構成解析によって、腸内細菌を8つのグループに分けたことです。聞き慣れない菌の名前が登場するかもしれませんが、できるだけわかりやすく書いたつもりです。

8つのグループは、腸内細菌の構成との類似性を示しています。たとえばグループ1で、「A272」と「M465」とあるのは、制限酵素「(A) *lu*1」と「(M) *sp*1」にもっとも特徴的に反応した腸内細菌群を意味します。

これまでに遺伝子解析した被験者のうんちに含まれる腸内細菌は、すべてこれら8グループに分類されました。みなさんもこのプロジェクトにご応募いただければ、以下のどれかのグループに入るはずです。

※生物は、界↓門↓綱↓目↓科↓属↓種の順に、範囲が狭まるように分類されています。

グループ1「タバコを吸わない、便秘の高齢者群」

各制限酵素に反応した菌群（以下同）

「A272」　ラクトバチルス、バクテロイデス、ベータプロテオバクテリア綱など

「M465」　クロストリジウムXIVb、ルミノコッカス、バクテロイデスなど

ラクトバチルスは、乳酸桿菌ですが、老化とともに腸内に現れる菌です。老化すると、

C・パーフリンゲンス（ウェルシュ菌）や大腸菌（ベータプロテオバクテリア綱）、シュードモナスなども増えてきます。これらは、老人特有の菌と言ってもいいかもしれません。

なぜ、これらの菌が増えるのかというと、老化によって、胃酸の分泌が悪くなることと関係があります。口から、食べ物や飲み物と一緒に入ってくる菌に対して、胃酸のバリア（防御機能）が弱くなるので、増えるようです。

年をとって、消化機能が落ちてきたからといって、日常的に消化の良いものばかりを食べていると、一層、消化機能は落ちてきます。その積み重ねが、腸内細菌の構成にも大きな影響を与えてしまうかもしれません。

まして運動をしなくなると、筋力が低下するので、うんちを押し出す力も弱くなって、便秘になりがちです。そして、ますます腸内環境は悪くなる可能性があります。

バクテロイデスは、日和見感染症の原因となる腸内細菌を含んでいます。これは、肉食や飽和脂肪酸（動物性脂肪）の多い人の腸内を好むという指摘もあります。

今回のプロジェクトには、日野原重明先生が提唱されている「新老人の会」のメンバー148人にも参加していただいています。この会のシニア会員は75歳以上です。その148人のうち59％（87人）という高率で、善玉菌のビフィズス菌が多く検出されています。

その意味では、腸年齢の老化を防ぐために、ビフィズス菌を含む発酵乳食品や飲料を摂り、歩くなどして下半身の運動をすると腸内環境のバランスを好転できる可能性がありま す。

ベータプロテオバクテリアは、紅色細菌とも呼ばれ、アンモニアから亜硝酸を産生する菌もあり、淋病（りんびょう）や髄膜炎を起こすことが知られています。

グループ2「大腸がん・あるいはポリープの診断あり群」

「A193」　クロストリジウム、ユーバクテリウムB、フソバクテリウムなど
「M287」　様々な腸内細菌

このグループでは、とくに悪玉菌の代表格と言われるクロストリジウムが重要視されます。その仲間には、偽膜性大腸炎の原因になるC・ディフィシールや食中毒の原因になるC・ウェルシュなどがあります。傷口から感染する破傷風菌や食中毒を起こすボツリヌス菌もこのクロストリジウムの一種です。

クロストリジウムが増えたら、大腸がんやポリープが発症するというわけではありませ

んが、発がんのメカニズムに関係してくる可能性はあります。

ユーバクテリウムは、善玉菌・日和見菌でしょう。米国の研究では、伝統的な日本食を摂ると、バクテロイデス、ユーバクテリウムおよびビフィズス菌などが優勢に検出されるという報告がありました。この研究には続きがあり、高脂肪食を常食としている都市部のカナダ人の腸内細菌を田舎の日本人のそれと比べると、ビフィズス菌やユーバクテリウムの比率が激減し、日和見菌のバクテロイデスの比率が増加することが報告されています。

また、フソバクテリウムは、大腸がんの組織から多量に検出されるという報告が、アメリカとカナダの研究グループからありました。日本の研究者からも、この菌が、潰瘍性大腸炎に関係している可能性があるという報告もあります。フソバクテリウムは、酪酸を産生します。酪酸は、ガン細胞抑制に働くとされています。

これらの報告から言えることは、欧米風の高脂肪を控えて、伝統的な和食がビフィズス菌を増やして、悪玉菌の多い腸内の環境を改善できる可能性が期待できるのではないかということです。

大腸がんは、運動不足も関係していると指摘するがん研究者もいます。そのため、食事の改善と併せて、運動をするのが効果的ではないでしょうか。

グループ3「タバコを吸う群」

「A237」　ストレプトコッカス（レンサ球菌）、クロストリジウムⅠ＋Ⅺ、バクテロイデスなど

「M489」　パラバクテロイデス、大腸菌、エンテロバクターなど

タバコの煙には、40種類以上の発がん物質（がん化促進物質を含む）と200種類以上の有害物質が含まれています。おもな発がん・有害物質をあげると、ニコチン（青酸カリに匹敵する神経毒）、ベンツピレン（発がん物質）、ニトロソアミン（発がん物質）、ヒ素（発がん性）、カドミウム（腎臓障害や骨に異常を起こす）、トルエン（脳障害を起こし、発がん性が指摘される）などです。免疫力を低下させることもわかっているので、インフルエンザや風邪などにも感染しやすくなります。

ただし、腸内細菌の関係に関しては、喫煙は、いろいろと異論があって、定説はありません。「ある特定の微生物群が関与する」と主張する研究者もいますが、そこまで説明できる根拠は見つかっていません。喫煙した年数によって、腸内細菌が変わるというデータ

も、まだ見受けられません。

それでも、喫煙はいろんな病気をつくるトリガー（引き金）であることは確実です。これらの腸内細菌が、喫煙と関係して、病気へと進展していく可能性は考えられます。本人ばかりでなく、副流煙による受動喫煙によって、家族や友人などのがんリスクを高めたり、感染症などを発症させやすくする危険も考えなくてはなりません。

ストレプトコッカスは、レンサ球菌属とも言われ、様々な感染症の原因菌のひとつです。

パラバクテロイデスは、私たちがこれまでバクテロイデスとされていた菌種を、独立した菌属として命名・提案した属です。日和見菌として存在しているのでしょう。

大腸菌は、多くは無害ですが、病原性を示す菌もあります。

エンテロバクターは、この属の中には、乳児に腸炎や髄膜炎を起こす菌もあります。

グループ4「野菜を食べる高齢者群」

「A148」　クロストリジウムⅩⅣa、フソバクテリウム、ラクノスピラなど

クロストリジウムⅩⅣaという常在性の高い菌を含んでいます。この菌は、悪玉菌に多い

「クロストリジウム」に属していますが、病原性を持たない非病原性の菌です。

「野菜を食べる群」との関係が統計的に浮かび上がってきましたが、現段階では、野菜や食物繊維を食べるとこの菌が増える、という関係は確かめられてはいません。食物繊維との関係でも、さらなる詳細な検討が必要です。

この群で検出されたフソバクテリウムは、グループ2「大腸がん・あるいはポリープの診断あり群」でも紹介したように、大腸がんの組織から多量に検出され、潰瘍性大腸炎に関係している可能性があると指摘されています。

また、ラクノスピラは、牛のルーメン（第一胃）から分離される菌で、メタンを産生します。

一概には言えませんが、このグループにフソバクテリウムが多いのは、腸内環境のバランスが悪くなって、腸年齢が老化し始めている可能性も考えられます。

「野菜を食べる」のに、なぜ、腸内環境に問題がある可能性があるのかと思われる方もあるでしょう。

「野菜を食べる」といっても、健康のために、栄養のバランスを取りながら積極的に野菜を摂り、運動をしている人と、消極的な日常を続けて結果的に野菜を摂っている人では、腸内細菌のパターンも変わってきます。

このグループの人たちは、食欲も含めて、前向きなライフスタイルを選んでいるかどうか、調査票の回答からは判断できません。現在、自分で判断していただいている調査票を、第三者の問診に変更したり、さらに厳密な調査項目を加えると、ほかの生活環境が表れてくる可能性があります。

グループ5「腸内環境のバランスが取れている可能性がある群1」

「A244」　クロストリジウムXIVa、ユーバクテリウムA+B+C、アクチノマイセスなど

「M211」　ブラウティア、クロストリジウムXIVa、ユーバクテリウムB+Cなど

このグループには、ヒトの腸内に棲(す)む微生物を代表するものが、満遍なく入っています。繰り返して紹介します。

クロストリジウムXIVaは、非病原性でヒトの大腸に常在している菌のひとつです。

ユーバクテリウムは、伝統的な和食を食べている人に多い善玉菌です。

アクチノマイセスには、化膿（かのう）性炎症を起こす菌も含まれていますが、抗生物質を産生するものもあります。

ブラウティアは、もともとクロストリジウムXIVaに入っていた嫌気性球菌です。独立して、この菌名がつけられました。

このグループは、分類分けをする際に、私たちが悩んだほど、大きな特徴がありませんでした。もしかしたら、それがこのグループの大きな特徴で、非常に正常な腸内細菌をもったパターンの可能性があります。そのため、健康的な人々のグループと言えるかもしれません。

悪玉菌が目立って多くはないので、腸内環境は悪いとは言えません。しかし、暴飲暴食や偏食が続いたり、運動不足でストレスも加わるような生活になると、腸内環境が悪化する危険も考えられます。

そうならないためにも、日常的に善玉菌を摂る食事を考えて、運動もするなど、善玉菌を増やして〝抵抗力〟をつけるようにこころがけてください。

グループ6「腸内環境のバランスが取れている可能性がある群2」

「Ａ１８５」　クロストリジウムXI、ユーバクテリウムA、ルミノコッカスなど
「M83」　混在したバクテリア、クロストリジウム、バクテロイデス、ベータプロテオバクテリアなど

グループ5と同様に、データからは生活習慣と統計的に関連しませんが、正常な腸内細菌をもったパターンの可能性があります。

腸内細菌のパターンからも、大きな特徴は出ていません。繰り返す菌もありますが、このグループで検出されたおもな菌について説明します。

クロストリジウムXIVaは、非病原性で、常在性の高い菌です。

ユーバクテリウムは、善玉菌で、伝統的な和食を食べている人に多い菌です。

ルミノコッカスは、もともとはクロストリジウムXIVaに入っていた常在性の高い菌で、病原性はありません。

バクテロイデスは、人や動物の腸内にもっともたくさん生息している日和見菌です。

ベータプロテオバクテリアは、アンモニアを酸化して亜硝酸を作る特徴があります。

これらの腸内細菌を見ても、悪玉菌や善玉菌が多いといった大きな特徴はありませんで

した。言い換えれば、特徴のないのが特徴で、正常な腸内細菌をもったパターンの可能性があります。このグループ6とグループ5は、健康的な人たちのグループと言えるかもしれません。

健康を維持し、抵抗力をつけるためにも、日常的に善玉菌を摂る食事を考えて、運動もするようにこころがけてください。

グループ7「発酵乳や乳酸菌飲料やパンをよく摂る若い女性群」

「A131」クロストリジウムⅢ+XⅧ、ルミノコッカス、ビフィズス菌など

「M124」ユーバクテリウムB、ビフィドバクテリウム、コーリオバクテリアセアエなど

この群は、善玉菌のビフィズス菌が特徴的です。このビフィズス菌が多ければ、腸内環境はバランスが取れていて、健康で、便秘にもなりにくい人と見ることができます。

パン食は、若い女性が好みます。パン食を好きな人は、ビフィズス菌や乳酸菌が多く含まれる発酵乳食品を食べるので、ビフィズス菌も多いのかもしれません。

クロストリジウムは、病原性が高く悪玉菌と思われがちですが、基本的にヒトの腸内では、この菌が多く生息しています。腸内細菌のだいたい6割ぐらいがクロストリジウムでしょう。検出されたクロストリジウムは、病原性はありません。この菌が生息することによって、腸内細菌の構成が非常に安定しているといえます。

ルミノコッカスとクロストリジウムのⅢ＋ⅩⅧは、ともに常在性の高い腸内細菌です。腸内で代表的な細菌として考えれらるクロストリジウムとビフィズス菌は、腸内環境の改善・安定に非常に重要な菌です。

ビフィズス菌には、成人の腸に生息するB・ビフィダム、B・ロングム、B・アドレスセンティスがあり、乳児の腸に生息しているのはB・ロングムとB・ブレーベです。この群で検出されたのは、言うまでもなく、前者の成人のビフィズス菌です。

コーリオバクテリアセアエの細菌は、ビフィズス菌と相関性があります。ビフィズス菌とコリオバクテリアッセが特徴的に見られるということは、健康のひとつのバロメーターかもしれません。

「M124」の、ユーバクテリウムとコーリオバクテリアセアエは極めて近い親戚ですから、ビフィズス菌と同様に、腸内で有用なことを示しています。

腸年齢を若くする秘訣のひとつは、善玉菌を増やすこと。特に、ビフィズス菌です。このグループのように、ビフィズス菌を増やすキーワードは発酵乳や乳酸菌飲料とともに「パン食」も大切な要因なのかもしれません。

腸年齢を若返らせ、腸内環境のバランスをよくするには、パン食をして、発酵乳や乳酸菌飲料などの発酵乳製品を摂るのが、効果的でしょう。

グループ8「喫煙せず、野菜・発酵乳や乳酸菌飲料を摂る男性群」

「A58」　クロストリジウムI、ユーバクテリウムA+B、ルミノコッカスなど
「M273」　混在した腸内細菌群

クロストリジウムIは、非病原性で、常在性の高い菌です。また、ユーバクテリウムは、伝統的な和食を食べている人に多い善玉菌で、ルミノコッカスも非病原性の菌と、いずれも腸内細菌の代表選手です。

これらの腸内細菌から、このグループの人は、腸内環境のバランスが取れていて、腸内環境のコントロールという観点から、すぐれたグループといえます。

これも推測ですが、このグループの男性は、仕事や学業などを精力的にこなしながら、スポーツも愛し、バランスのよい食事をこころがけている人たちではないでしょうか。だとしたら、現在は心身ともに充実しているかもしれません。

常に、新しい目標を持ち続けて、生き甲斐を追い続ける生き方が、健康や腸内環境にも如実に表れてきます。

「おなかケア・プロジェクト」に被験者として参加された方には、「報告書」をお送りして、検出された腸内細菌とその割合、グループの分類をお知らせしています。

前掲した報告書の「あなたの腸内細菌の構成パターン」でも、16種類以上の菌の割合を記しています。その中で、特徴的に多い菌で分類したのが、8つのグループです。

「グループ7だから嬉しい」とか、「グループ2だから、大腸がんかも」などと一喜一憂するのは短絡的です。

同じグループの中でも、処方されている薬によって現れる腸内細菌や、飲酒のあるなしで現れる腸内細菌、納豆を食べる食べないで現れる腸内細菌などとの関係がわかっています。

第5章　ライフスタイルとうんちの関係

腸内細菌ネットワークの複雑さ

なぜ私たちが、「おなかケア・プロジェクト」を立ち上げて、腸内細菌と健康や脳、美容などとの関係を調べようとしているのか。腸内細菌の研究の歴史をふまえて、説明しましょう。

母乳で育っている赤ん坊のうんちを調べると、腸内細菌の約8割はビフィズス菌だと言われています。中でも、ビフィドバクテリウム（B）・ロングムは、母親ゆずりの菌です。

光岡先生たちは、1972年、加齢とともに、とくにビフィズス菌が減少して、悪玉菌が増えることを発表しました。ヒトの腸内細菌を、一生レベルの長いスパンで追いかけた研究はまだありませんが、腸内細菌は、加齢とともにビフィズス菌が少なくなる傾向があります。その逆に、日本でも外国でも、長寿村と言われる地域に住んでいる高齢者の特徴として、ビフィズス菌が多い点があげられます。

1979年頃、ぼくも参加した光岡先生の調査で、山梨県の長寿村と言われる地域に住んでいる高齢者の腸内細菌を調べると、都市部の高齢者と比べて、善玉菌のビフィズス菌ははるかに多く、悪玉菌のクロストリジウム（C）・パーフリンゲンスは少ないことがわかりました。

1970年代の研究では、ビフィズス菌が特徴的に少なくなるのは、60歳前後が境目でした。40年近く経った今では、寿命も延び、栄養や環境も変わってきたので、かつての60歳は、今の70歳と考えていいかもしれません。つまり、現代では、ビフィズス菌が特徴的に変化するのは70歳前後かもしれないのです。

ぼくは、理化学研究所に入ってから、ヒトの腸内細菌の研究を始めて、20年以上、培養法によって腸内細菌を理解してきました。菌を培養すると、一個の菌から寒天培地上に特徴ある集落を形成します。たとえば、食品にカビが生えたとき、カビのかたまりが色ごとにできますが、これが集落です。

腸内細菌の種類にして99％以上は、酸素があると生活できない嫌気性菌で、今でも培養しにくい菌が多数あります。

それが、1990年代後半から、腸内細菌の遺伝子を解析して菌種を特定できるようになり、腸内細菌データベースと比較すれば、速く、大量に菌を同定したり、データベースに載っていない新種を発見できるようになりました。

ところが、遺伝子解析によって、データだけで菌を観る研究者は、菌を培養した経験がないので、菌の生態や特徴がよくわからないという欠点があります。菌どうしの関係がわかりにくいのです。

ぼくたちは、腸内細菌についてわかりやすく説明するために、善玉菌、悪玉菌、日和見菌という言葉を使って説明しています。悪玉菌が少ないにこしたことはありませんが、すべて善玉菌だったらいいのかというと、一概には言えません。ヒトの大腸には、1000種類以上の腸内細菌が生息しています。そのうち、成人になっても、乳児に多いB・ロングムだけが多かったとしたら、却って腸内環境のバランスが悪くなってしまう危険性も考えられます。

腸内細菌は腸内で複雑なネットワークを作っています。代表的なのは日和見菌で、善玉菌が優勢なうちは悪さはしませんが、悪玉菌の特定の菌がはびこると、病原性を発揮するものもあります。善玉菌の中にも、種類や菌株によっては、〝悪玉菌〟のような働きをするものもあります。

大きな影響力を持つ菌が勢力を拡大すると、「オレも前からあなたの仲間でした」と言わんばかりにすり寄る菌。見限って離れていく菌。大勢力のライバル菌の前には、「大同小異で集まろう」と団結しているかのような菌たち。腸内細菌の関係は、まるで、人間のエゴをむき出しにした政治家の離合集散や合従連衡劇を見るようです。

こうした腸内細菌のネットワークの〝引力〟や〝斥力〟に関係しているのが、腸内細菌の代謝物です。

ビフィズス菌はブドウ糖から酢酸や乳酸を産生し、乳酸菌はブドウ糖から乳酸を50％以上産生します。これらの産生物質が増えて腸内が酸性に傾くと、悪玉菌の増殖を防ぎます。

一方、悪玉菌は、ヒトに有害なアンモニアやインドール、スカトール、硫化水素などを作ります。その素になるのは、タンパク質です。タンパク質や化学物質から、発がん物質を作る場合もあります。また、肉に含まれる動物性脂肪が多いと、一部の胆汁酸が大腸に入り、腸内細菌によって二次胆汁酸として変換され、がん化を推進するプロモーターになります。

肉や脂肪など、好きなものばかり食べて、便秘や運動不足、過度の飲酒や喫煙が続くと、言わずもがなです。

腸内細菌の相関は、わたしたちが開発したメンブランフィルターを用いた培養法で確認できます。

このメンブランフィルター法とは、ある菌が産生する物質を、別の菌が好むという共生関係があれば、産生物質がメンブランフィルターを通り、それらの菌は近くにコロニー（集落）を作ります。ところが、善玉菌が作る乳酸や酢酸などを、悪玉菌は嫌うので、悪玉菌はメンブランフィルターをはさんで、離れた場所で増殖するという性質があります。

このメンブランフィルター法を使用すると、菌と菌の〝共生関係〟がわかってきます。

培養法による腸内細菌の生態研究は、DNA時代にも必要な技術と考えています。

DNA＝菌の設計図で分類する

培地で増殖させた腸内細菌を顕微鏡で観察すると、棒状の桿菌（かんきん）や、球状の球菌など、形状の違いがわかります。そのほかに、酸素のあるなしで増え方がどのように変化するか、ブドウ糖やオリゴ糖などのエサを与えるとどのような代謝物を産生するかなどを分析して、それらの特徴から菌の種類を絞り込みます。そして、ぼくたちは、アナログ的に「○○菌」だと判断します。ぼくのように40年以上、培養法から始めて腸内細菌を研究してきたベテランの研究者になると、新種でなければ、顕微鏡で観ただけで、頭の中にある腸内細菌アトラスをもとに菌名・菌群の判定ができるのです。

菌形態や集落形態による菌群の同定は、不確かなものであるので、培地上に出現した集落を釣菌（ちょうきん）して純粋培養を行い、各種性状（約30種類以上の糖分解性状、生理・生化学性状）を検討して、菌種同定を行う、気が遠くなる作業を通じてようやく認められるのです。

DNAは「デオキシリボ核酸（deoxyribonucleic acid）」の略で、遺伝子を意味します。生命は、タンパク質でできています。そのタンパク質を構成するアミノ酸の合成や他のアミノ酸との組み合わせの〝命令書〟が、この遺伝子なのです。

DNAは、電子顕微鏡で見ると、縄ばしごがねじれたような形をしています。DNAの二本の縄（サイドロープ）は、糖とリン酸が、交互に結合してできています。その糖は、縄ばしごの段（ステップ）をつなぐために、1本の〝結び目〟を等間隔で備えています。

この結び目につながるのが、アデニン（A）、チミン（T）、グアニン（G）、シトシン（C）という4種類の塩基です。塩基とは、酸と反応して塩を作る物質で、これらの塩基が、タンパク質を合成するための遺伝情報なのです。

縄ばしごの段になる塩基は、反対側の縄とつなぐための〝手〟を持っています。アデニンとチミンの手は2本、グアニンとシトシンの手は3本なので、手を握り合う相手の組み合わせは、「AとT」、「GとC」の2種類しかありません。

DNAは、細胞分裂をするとき、段の中央部分で手が放れますが、結合する相手の塩基は決まっているので、新しくできた細胞の中に、まったく同じ遺伝情報を複写して復元できるのです。

私たち腸内細菌の研究者は、今では、このようなDNA解析法を用いて腸内細菌を研究しています。ただし、腸内細菌の遺伝子すべてを読み取っているわけではありません。時間的にも、費用の面でも、研究が続けられないという事情があるからです。

そこで私たちは、先に説明した通り、「16SrRNA遺伝子」という、ほとんどの生物が持っているタンパク質の合成装置の遺伝子を使い、DNA解析を行っています。

「16SrRNA」の意味を簡単に説明しておきます。

「16S」は、分析する際に、遠心分離機で沈降する速度で、具体的には「16秒」を表しています。

「r」は、リボゾームという遺伝情報の翻訳装置。

「RNA」は、和名をリボ核酸（ribonucleic acid）といい、DNAの遺伝情報を転写するためのコピー遺伝子です。コンピュータで言えば、DNAはオリジナルのデータを保存するハードディスク。RNAは、USBメモリやDVDディスクのように、オリジナルのデータをコピーするメディアのような使い方をします。

遺伝子は、分裂するとき、遺伝情報である塩基配列を間違いなくコピーできる機能があると説明しました。遺伝子を、「ポリミナーゼ」というDNAを合成する酵素の溶液に溶かして、温度を変化させると、遺伝子が数分で2倍に増幅されます。分裂を繰り返すと、1本の遺伝子が、2個、4個、8個と倍々に増えていき、2時間ほどかけて20回ほど分裂させると、100万倍にも増えるのです。この増幅方法を「PCR法」と言います。

16SrRNAは、塩基が1500連なっています。DNA解析では、この16SrRNAを、特殊な塩基配列の場所で機能する制限酵素という〝ナイフ〟で切断します。

前述した「おなかケア・プロジェクト」では、制限酵素は「*Alu*1」と「*Msp*1」の2種類を使用しました。

*Alu*1制限酵素は、遺伝子の塩基が「AGCT」と並んでいると、「AG／CT」と切断する特性があります。もうひとつの*Msp*1制限酵素は、「CCGG」と塩基が並んでいると、「C／CGG」と切断する特性があります。

数を増やした16SrRNAに制限酵素を働かせると、長い遺伝子の断片や短い遺伝子の断片など、いくつかのグループに分かれます。それをゲル（半固形状の溶液）の中に入れて電圧をかけると、短い遺伝子の断片は電極から遠くに、長い遺伝子の断片は近くに集まります。こうやって同程度の遺伝子を電気的に集める方法を、電気泳動と言います。

切断した遺伝子の末端は、蛍光標識をつけてあります。そこに蛍光を当てると、切断された遺伝子の断片の集まりが、ゲルの中で光ります。

あらかじめ、菌種がわかっている腸内細菌に同じ制限酵素を働かせて、電気泳動のピークのパターンを登録しておけば、実験した腸内細菌と比較して、菌種がほぼ特定できるのです。

16SrRNAによる菌の解析法は、デジタル技術を駆使して測定し、アナログ的に近似値を読み取って同定しています。ピークのパターンに97％以上の類似性があれば類縁関係があり、99％以上なら同種である可能性が高いと考えられています。

病気を予防・改善するには？

1990年代後半から、DNA解析が始まると、培養が困難な菌であっても、その存在が確認できるようになりました。腸内細菌と病気との関係は、培養法時代の研究の蓄積をもとに、DNA解析のデータも加わって、研究が進んでいます。

ヒトの病気との関係が確認された腸内細菌や、動物実験等によって関係が指摘されている菌、また、病気を治す可能性がある善玉菌などについて、まとめて紹介します。

〔病気を起こす悪玉菌〕

［大腸がん］　特に、胆汁酸コール酸から二次胆汁酸（デオキシコール酸）に変換する腸内細菌。クロストリゾウムのゾルデリー、バイフェルメンタンス、レプトム、シンデンス、ヒラノーニス、ハイレモンアエなどが有力な二次胆汁酸生成腸内細菌です。さらに、大腸発がんに関与するリスク菌としては、毒素産生型のバクテロイデス・フラジリス（ＥＴＢＦ）という悪玉菌が知られています。

この菌を除菌する効果があるのは、ビフィズス菌ＢＢ５３６。森永乳業の実験で、ＥＴＢＦが検出された人々にＢＢ５３６を含むヨーグルトを8週間摂取させたところ、ＥＴＢＦ菌の出現が10分の１に低下し、ヨーグルトの摂取を止めると、ＥＴＢＦ群も再検出されるというのです。同時に、牛乳だけを8週間摂取した群は、ＥＴＢＦの数に変化はありませんでした。

ビフィズス菌ＢＢ５３６は、森永乳業の「ビヒダスプレーンヨーグルト」に含まれています。

［偽膜性大腸炎］　入院などで長期間抗生物質を投与されると、善玉菌などが死滅する反面、抗生物質に耐性を持つクロストリジウム（C）・ディフィシールという悪玉菌が、エンテロトキシン（腸管に作用するタンパク質毒素）やサイトトキシン（細胞毒素）などの毒素を産生して発症します。

治療には、現在、バンコマイシンという抗生物質を投与します。近年、健常者のうんちカクテルを移植すると症状が寛解することがわかったので、C・ディフィシールを抑制する善玉菌の特定やその善玉菌を増殖させるプロバイオティクスの解明が期待されます。

［潰瘍性大腸炎］　様々な腸内細菌が関与しているらしいこの病気は、原因の可能性の一つに免疫異常が挙げられます。硫化水素産生菌が産生する硫化水素によって発病するのではないかとの指摘がありますが、原因はまだわかっていません。

また、この病気の患者には、日和見菌のバクテロイデス・ブルガータスが多く見られることが知られています。ヤクルトは、B・ブレーベ・ヤクルト株とガラクトオリゴ糖を1年間摂取すると、バクテロイデス属が減少したと報告しています。

B・ブレーベ・ヤクルト株は、ヤクルトの発酵乳「ミルミル」に含まれています。

［クローン病］　この病気は、回腸末端と盲腸を中心に、小腸から大腸にかけて潰瘍を起こすものです。腸管免疫機構に異常が発生し、そこに腸内細菌が関係しているという指摘もあります。

［胃がん］　ヘリコバクター・ピロリは、胃に定着して、慢性胃炎や胃潰瘍、萎縮性胃炎、胃がんを起こし、十二指腸潰瘍の原因にもなることが知られています。

ピロリ菌は、ウレアーゼという酵素を利用して、胃の粘液に含まれる尿素を分解してアンモニアと二酸化炭素を作ります。このアンモニアで、胃酸の主成分の塩酸を中和するので、強酸の胃の中でも生存できるのです。

ところが、ピロリ菌は、胃酸には強くても、乳酸に弱いという性質があります。乳酸を多く産生する乳酸菌の株菌を摂ると、ピロリ菌を殺菌することができます。中でも、乳酸を多く作る能力があるラクトバチルス（L）・ガセリは、ピロリ菌を除菌する能力が高いと期待されています。

［腸管出血性大腸菌O－157］　O－157は大腸菌の一種で、感染力が強く、大腸でベロ毒素を産生します。この毒素で腸管の細胞を破壊して出血を起こし、重症化すると腎炎や脳症によって死亡するケースもあります。

マウスを使った動物実験で、O－157を投与したあとに延命効果のあったのは、B・ロングムなど3種の腸内細菌でした。

別の実験では、納豆菌を混ぜたO－157は、数日以内に死滅しました。納豆菌が作り出す抗菌物質が作用していると考えるむきもありますが、詳しいことはわかっていません。

［乳がん］　女性ホルモン「エストロゲン」が、乳がんを増殖するという報告があります。そのエストロゲンの産生を活発化させる腸内細菌もあると指摘する研究があります。このエストロゲンの作用を妨げるのが、大豆に多く含まれるイソフラボンから腸内細菌によって作られるイクオールです。

［肥満］　米ワシントン大学のジェフリー・ゴードン博士たちのマウスを使った実験では、

肥満マウスの腸内細菌を与えた無菌マウスは体脂肪が47％増え、やせたマウスの腸内細菌を与えた無菌マウスは体脂肪の増加が27％に留まりました。

やせたマウスの腸内細菌叢を構成する腸内細菌がわかれば、ヒトの肥満のメカニズムを解明できる可能性があります。

［インフルエンザ］　ヤクルトの動物実験で、Ｌ・カゼイ・シロタ株を入れたエサを、老齢のマウスに４か月与えたところ、免疫に関係するＮＫ細胞の活性が上がり、体内のインフルエンザウイルスの量が低下しました。一方で、シロタ株を与えなかったマウスは、ＮＫ細胞の活性が下がり、インフルエンザ感染が深刻化しました。

同シロタ株は、乳酸菌飲料「ヤクルト」の乳酸菌です。

〔病気や症状を改善する効果が期待される善玉菌〕

［免疫系の活性化］　Ｌ・ラムノーザスは、ヒトの免疫細胞の情報伝達を活性化しています。この菌は、棒状の乳酸桿菌（かんきん）の代表格で整腸作用があります。

マウスを使った動物実験では、同じラクトバチルス属のＬ・カゼイやＬ・ロイテリ、

L・プランタラム、L・ファーメンタム、L・ジョンソニイが、免疫に関する情報の伝達や、抗原の調節に働くという報告があります。

［スギ花粉］　中程度のスギ花粉症の患者を対象にした実験で、B・ロングムBB536が、すべての症状を軽減しました。

この菌は、健康な乳児に多く見られる善玉菌です。

［花粉症・通年性アレルギー性鼻炎］　カルピスは、L・アシドフィルスL－92株を用いた発酵乳を継続飲用すると、アトピー性皮膚炎の症状が緩和されることをヒト試験で確認したと発表しています。

L・アシドフィルスL－92は、カルピスのサプリメント「アレルケア」に含まれています。

［アトピー性皮膚炎］　フィンランドの妊婦と乳児を対象にした実験で、L・ラムノーザスGG株を半年間投与された群は、アトピー性皮膚炎の発症が23％に抑えられました。

ラクトバチルスGG株は、高梨乳業の発酵乳「タカナシドリンクヨーグルトおなかへGG!」に含まれています。

[血圧降下] カルピスの研究により、L・ヘルベティィカス由来のラクトペプチドは、アンジオテンシ変換酵素の機能を阻害し、血圧調節作用があることを確認。さらに動物実験で、寿命延長効果や抗腫瘍効果、免疫賦活効果、ストレス低減効果、学習記憶力向上効果などが明らかになったと報告されました。

この菌は、カルピスの特定保健用食品「アミールS」に含まれています。

[コレステロール低下] L・カゼイ、L・アシドフィルス、B・ロングムなどが、腸内でコレステロールを分解して、コレステロールを低下する作用があると報告されています。

L・カゼイは、日清ヨークの乳酸菌飲料「ピルクル」などに含まれています。

L・アシドフィルスは、ヨーグルトに含まれています。この菌を含む食品を継続的に摂ると、免疫力が低下したときに腸、膣(ちつ)、肺などで増殖するカンジダを抑制できるという報告もあります。

［腸内環境改善］

協同乳業と理化研との共同研究を通じて、Ｂ・ラクティスＬＫＭ５１２が腸内細菌にポリアミン産生を促し、腸内環境改善、アトピー性皮膚炎の軽減効果などがあることが報告されています。Ｂ・ラクティスＬＫＭ５１２株は、協同乳業のヨーグルトに含まれています。

〔トクホで整腸作用を認められた善玉菌〕

特定保健用食品（通称・トクホ）は、消費者庁長官の許可を受けて、保健の効果を表示することのできる食品です。

トクホで認められている乳酸菌やビフィズス菌の保健効果は、整腸作用だけです。これまでに紹介していない菌を含む食品をあげましょう。

ビフィズス菌のＢ・ラクティスＦＫ１２０を含む福島乳業の「たべるデンマークヨーグルト」。

Ｌ・ブルガリクス２０３８株とストレプトコッカス・サーモフィルス１１３１を含む明

治の「明治ブルガリアヨーグルトＬＢ81」。

そのほか、乳酸菌やビフィズス菌の増殖を助けるフラクトオリゴ糖や乳果オリゴ糖を含む食品の中には、「おなかの調子を整える食品」とトクホで認められているものもあります。

〔そのほかの善玉菌の効果〕

［鎮静作用］　アイルランドのコーク・カレッジ大学のデボネ博士によるラットを使った動物実験をもとに、Ｂ・インファンテスが抗うつ剤として働く可能性があると指摘しています。

Ｂ・インファンテスは、乳児の腸に多く生息する善玉菌で、生菌製剤としても使われています。

生活習慣が寿命をコントロールする

リンゴは、アダムとイブの旧約聖書の時代から、〝知恵の実〟として親しまれてきました。リンゴは食物繊維やペクチンを多く含むので、整腸作用があり、大腸がんを予防する食品として期待されています。また、鉄分、カリウムなどミネラル分も多く含んでいるので、貧血の改善や塩分排出など、血圧の正常化も期待できます。

青森県は、リンゴの生産量日本一で、消費量も日本のトップクラス。それなのに青森県は、厚生労働省が2013年に発表した2010年の都道府県別の平均寿命調査によると、男女とも全国最低の短命県です。

ところが不思議なことに、リンゴの生産量と消費量で青森県と一、二を争う長野県は、男女とも全国最高の長寿県なのです。

青森県津軽地方の中央部、名峰・岩木山の山麓に岩木町という自治体がありました。2006年に市町村合併し、現在では弘前市岩木地区と呼ばれています。

旧岩木町時代、2000年の市町村別平均寿命の統計では、全国約3400自治体の中で、男性は下から10番目（74・5歳）、女性は下から46番目（82・9歳）と短命でした。青森県ではがんが多く、とりわけ大腸がんの患者が多くいます。岩木地区もそうでした。

大腸がんは、運動不足とも関係すると言われています。昔から塩分の多い料理を食べる習慣があり、冬は雪に閉ざされて運動不足気味なのに、現代では〝一人一台〟の車社会になり、腸年齢は加齢の度を増しています。そんな時代背景も、青森県の短命化に関係しているのかもしれません。ただ、誤解のないように申し上げれば、青森県は、全国と比べて短命なのであって、県民の平均寿命は以前よりも延びていますし、世界的に見て短命なのではありません。

さらに申し上げると、長寿日本一の長野県は、第二次世界大戦の直後までは全国ワースト10に入る短命県でした。そこで、佐久総合病院の若月俊一（わかつきとしかず）医師が、1959年、全国に先駆けて旧八千穂村（現佐久穂町）で集団検診を実施したり、南牧村の〝カリスマ保健師〟菊池智子さんや地元の衛生指導員たちが減塩料理や保健衛生を指導するなどして、県をあげて健康増進運動を盛り上げた結果が、長寿日本一だったのです。

ちょっと考えてみてください。長野県の名物といえば、信州味噌に野沢菜漬け、佃煮（つくだに）……と塩分やしょう油を多用します。信州そばのおつゆにも、しょう油は欠かせません。冬季は雪に閉ざされる長野県では、保存食を作るために塩を多く使っていました。塩を運ぶ〝塩の道〟が、日本海と太平洋から長野県に向かい、二つの塩の道の終着点が塩尻（市）でした。

長野県は、今では、全国一寝たきり老人が少ない自治体です。高齢者ひとりあたりの医療費も全国最低で、高齢者が自宅で亡くなる割合も日本一高いのです。長野県では、杖をついている高齢者が少ないと感じるのは、ぼくだけでしょうか。

そんな長野県と対極にあるのが、青森県であり、旧岩木町です。

岩木町民の健康水準をあげ、平均寿命を延ばしたい——と、2005年から10年計画で始まったのが「岩木健康増進プロジェクト」です。このプロジェクトは、弘前大学と弘前市（旧岩木町）などが共同で、20歳以上の希望者を対象に健康診断、体力測定等の調査を行っています。住民から提供されたうんちを使って、腸内細菌解析が行われました。

そして、2005～2007年の「プロジェクト検診」によって、健康にも腸内環境にもよくない生活環境の多い実態がわかってきました。

・男性20歳代、女性30歳代の肥満者が多い
・男女とも60歳未満の体力が劣っている
・男女とも50歳未満の喫煙率が高い
・男性で、3合以上（日本酒換算）の飲酒率が非常に高い
・男女とも運動習慣を持つ人の率が非常に低い
・男女とも、朝食抜きや塩分の多い食事を摂るなど、食習慣に問題がある

・男女とも50歳以上で歯の数が少ない

これらは、旧岩木町だけの問題ではありません。沖縄県の平均寿命の順位が上位から30位に低下したのも、同じ生活環境だと思います。沖縄県はとくに、食物繊維が多く、低動物性タンパク、低脂肪の伝統料理から、第二次世界大戦後、アメリカ軍の基地化によって、高動物性タンパク、高動物性脂肪の食生活に急変したので、青森県よりも深刻かもしれません。

第6章　理想のうんちに近づくために必要なこと

理想のうんちを作る辨野式〝便招法〟

ぼくは、早朝5時、便意をもよおして目覚めます。めざまし時計は不要の〝目覚ましうんち〟。起き抜けに、この日1回目のうんちをゲット。毎朝、バナナうんち2本が〝定便〟です。

便前便後に体重を測っていますから、2本でだいたい150g。便後には、血圧も測定しています。血圧は130・90㎜Hg以下で安定しています。

ぼくがお勧めする理想的なうんちとは、もうおわかりでしょうが、バナナうんちです。バナナうんちの条件は3つ。一つ目は、色は黄色から黄褐色。悪玉菌が多くなると褐色から黒色になり、色が濃くなるにつれて悪臭がともないます。二つ目は、形はバナナ形が2～3本。三つ目は、理想の水分含有量は約80%なので、練りハミガキほどの硬さです。水にプカプカ浮いて、水洗すると、パッと花火のように散ります。

理想的なうんちの出ごこちを楽しむには、「3つの力」が大切です。すなわち、①うんちを作る力　②うんちを育てる力　③うんちを出す力です。

バナナうんちを招くために、辨野式〝便招法〟の3段スライド方式を紹介しましょう。

1段目 **【うんちを作る力】**

うんちの固形分は20％ですが、その内訳は、食物残滓（ざんし）（食べカス）と腸壁、腸内細菌がそれぞれ3分の1ずつです。その中で、うんちをまとめるパワーがあるのは、おもに食物残滓。とりわけ、食物繊維が大切です。同時に、食物繊維は適度に水分を保持するので、便秘の予防にも有効です。

野菜の中でも根菜、海藻、豆、果物などを選んで食べましょう。食物繊維はうんちの〝芯〟にもなりますが、善玉菌の中には、食物繊維をエサにして増殖する菌もあります。食物繊維は、5大栄養素に次ぐ〝第六の栄養素〟。私たちの意識以上に、腸が欲しているのは食物繊維なのです。

2段目 **【うんちを育てる力】**

うんちを溜めないで、スルッと出るようにするためには、ビフィズス菌を増やしましょう。ビフィズス菌が増えると、悪玉菌は減ります。善玉菌は体が健康になる物質を作り、悪玉菌が作る有害物質を減らします。

ビフィズス菌や乳酸菌などの善玉菌がいっぱいのヨーグルトや乳酸菌飲料、それに納豆を摂りましょう。

3段目【うんちを出す力】

大腸に集まったうんちを押し出す力は、インナーマッスル・腸腰筋を鍛えることです。とくべつに腹筋台を使ってハードトレーニングをしなくても、ウォーキングでも、腸腰筋を強化するいい運動になります。

できれば、週に2～3回は、軽く汗をかくような運動をこころがけていただきたいと思います。運動をする時間がなければ、電車やバスでひと駅歩ける場合は歩いたりして、体を動かしてください。

ぼくは、ウォーキングをしていると腸が動くせいか、おならがプリプリと吹き出してきます。ときには、便意ももよおします。これは、正常な反応です。

それに、手を振りながら歩くと、肩こりや腰痛も防げることは、あまり知られていません。できれば、1日に9000歩は歩きましょう。高齢の方は、6000歩を目指してください。

ぼくは、朝、1回目のうんちのあとは、身もこころも軽くなって、愛犬テラ（黒ラブ）と散歩に1時間ほどでかけます。

早足で1時間ほど散歩すると、距離は4㎞、万歩計は4000歩を示します。

自宅に戻ると、のどがカラカラ。そこで、〝辨野スペシャル〟と名づけたヨーグルトドリンクを一気飲みします。これが、理想的なうんちを作る〝便招法〟の最初のメニューです。

［便にやさしい辨野スペシャルのレシピ］
ヨーグルト　300ml
豆乳　100ml
バナナ　1本
ヤクルト四〇〇　1本（65ml）
抹茶　適量
ハチミツ　適量

これらをミキサーにかけると、400〜500gのスペシャルドリンクができあがります。

それにぼくは、サプリメントのアルギニン粉末を適量加えて、一気飲みしています。

アルギニンを摂るのには理由があります。

アルギニンと、体内にもっとも多く存在するグルタミンというアミノ酸とから、ポリアミンという物質が体内で合成されます。

加齢にともなって、ポリアミンの血中濃度が減少するという報告があります。また、ポリアミンの多い母乳で育った子どもは、アレルギーを起こしにくいというデータを、ベルギーの大学が発表しています。そのほか、成人型アトピー性皮膚炎の患者は、ポリアミンの濃度が低いというデータを、協同乳業の松本光晴（まつもとみつはる）主任研究員らが医療機関との共同研究で明らかにしました。

ひとことで言えば、ポリアミンは、粘膜の正常化を促し、結果的に免疫力をアップし、老化の予防やがんの予防効果を期待できるのです。

世界でもトップクラスの長寿の日本では、伝統的に豆腐や納豆などの大豆製品を食事に取り入れてきました。外国で長寿の国で摂られている食品はというと、発酵乳製品です。両者の食品に共通する健康物質を研究して、浮かび上がったのがポリアミンでした。

大豆食品と発酵乳のいいとこ取りをして、「ヨーグルトのきな粉がけ」なんて、女性にも喜ばれそうです。きな粉は、言うまでもなく、煎った大豆を粉にして作ります。甘味が欲しい方は、トクホで整腸作用が認められているオリゴ糖をプラスすれば、善玉菌が喜びます。

辨野スペシャルを力説しすぎました。ぼくの平日の食生活を紹介すると——。

朝ご飯は和食。納豆は欠かしません。野菜料理やサラダも食べますが、大好物は海藻、中でもメカブです。

メカブは、ワカメの茎の根元の部分。ネバネバの素は、多糖類（食物繊維の一種）です。褐色をしていますが、熱湯をくぐらせると、鮮やかな緑色に変身します。熱を加えると、粘り気が増すので、生のまま細切りにしてから、サッと熱湯にくぐらせると、料理がしやすく、多糖類を無駄にしません。

朝食後、食べたものに押し出されるようにして、この日、2回目のうんちをゲット。量は100gほどです。

メカブには思い出があります。10年ほど前、岩手県久慈市の知人から、本場の生のメカブを初めていただきました。それをうどんに入れて食べると、その半日後、それは見事なバナナうんちが3本、股間からスルスルッとすり抜けて行ったのには驚かされました。

以前は、理化学研究所の食堂で、メカブを持参して昼食を摂っていました。ところが、

「辨野先生は何を食べている?」と、わざわざ見物しにやって来る方が多くなったので、最近では、研究所内のコンビニで玄米パンとサラダを買い、自室で食べることが多くなりました。ヨーグルトも結構食べています。

昼食の食物繊維とヨーグルトが効くのか、毎日、午後4~5時に、3回目の便意をもよおします。量は100~150g。3回を合計すると、400~450gです。

夕食は、自宅が多いのですが、打ち合わせや会合でいただくこともあります。ぼくは、肉料理は大好きですが、肉を食べるときは、その3倍量の野菜を食べるようにこころがけています。

毎日の歩数は1万~2万歩。ここちよい疲労感もあり、ぼくは明朝の快便を楽しみに、床に就きます。

バナナうんちが1本、バナナうんちが2本、バナナうんちが3本……zzzzzz。

自家製ヨーグルトの作り方

ぼくを筆頭に、ヨーグルトを大量に消費する辨野家では、ヨーグルトを自家製作しています。

ヨーグルトの作り方を紹介した本などを読むと、熱湯消毒の文字がやたら出てくることに敷居の高さを感じる方も多いでしょう。それに、ヨーグルトは酸っぱいという先入観で、敬遠されている方もあるやに聞きます。

日本は、販売されているヨーグルトの種類が7500種類もあるヨーグルト大国です。業務用には、細心の注意を払って消毒をしていますが、実は、そんなに神経質にならなくても、ヨーグルトを作ることは可能です。

たとえば、フジッコは「カスピ海ヨーグルト手づくり用種菌セット」（種菌3g×2包。送料込み1000円）をネット販売しています。

カスピ海ヨーグルトは、家森幸男先生（京都大学名誉教授、武庫川女子大学教授）が、30年ほど前、東ヨーロッパのコーカサス地方から持ち帰り、人づてに広まりました。酸味が比較的少なく、20～30℃の室温でも作れるとあって、最近とみに人気が高まっています。

カスピ海ヨーグルトといいますが、実際には、ラクトコッカスクレモリス菌でできています。クレモリス菌は、カスピ海ヨーグルト独特のクリーミーな粘りを醸しだします。その粘りは菌体外多糖（EPS）と言い、食物繊維のような効果を期待できます。

フジッコは、大阪府立大学大学院の北村進一教授（生命環境科学研究科）との共同研究でマウスを使う動物実験を行ったところ、このＥＰＳが腸内の免疫細胞を活性化させ、抗炎症作用と抗アレルギー機能を発揮することを明らかにしました。

そのほか、カスピ海ヨーグルトには、血中コレステロール値の改善や、血糖値の上昇を抑制する作用、インフルエンザウイルスに感染したあとの重症化を防ぐ作用、発熱やのどの痛みを抑える働きなどが報告されています。

このクレモリス菌が増殖する働きを助けているのが、アセトバクターです。カスピ海ヨーグルトは、腸内の善玉菌を増やすことも確認されています。

カスピ海ヨーグルトの作り方（５００㎖）は、インスタントコーヒーを淹れるぐらい簡単です。

①熱湯消毒した容器に、牛乳（２５０㎖）を入れる。
②粉末種菌1包（３ｇ）を加えて、熱湯消毒したスプーンでかきまぜる。
③そこに、さらに牛乳（２５０㎖）を入れてまぜ、フタをして室温（25～30℃）で発酵させる。夏だと半日～1日、冬でも暖房が利いている室内なら1～3日で固まります。

作り方は簡単なのに、「熱湯消毒」できる容器にためらう方もあるでしょう。そんなときは、電子レンジで使用できる耐熱容器があれば、中に少し水を入れて、電子レンジで20～30秒チン。牛乳パックから移した牛乳に種菌を加えて、攪拌（かくはん）してから、牛乳パックに戻すだけでも、ヨーグルトを作れます。

ヨーグルトを作る乳酸菌は、また、乳酸を作りますので、雑菌は繁殖しにくいという利点があります。あまり「消毒」に神経質にならなくても、失敗はあまりありません。遊牧民がヨーグルトやチーズ、馬乳酒を作るときには、あまり容器を洗いません。水が少ないからです。それでも、腐敗が少ないのは、乳酸菌のパワーがあるからです。

それよりもヨーグルト作りで失敗しがちなのは、固まらないこと。それは、温度が低すぎたか、攪拌不足が原因でしょう。とくに、攪拌不足は、致命的です。

一般に、成分無調整の牛乳で作ると、おいしいヨーグルトができます。無脂乳固形分や乳脂肪を調整した加工乳だと、ちょっと水っぽい味になります。

ヨーグルトができたら、真ん中あたりをスプーンですくって、すぐに第2弾を作るか、容器に入れて、冷凍保存してください。

ヨーグルトを自宅で作る場合、市販のヨーグルトや、冷凍保存したヨーグルトを、10分の1量ほど加えます。ヨーグルトが少なくては固まりませんし、3～4割とたくさん加えても、固まりません。

何回(何十回?)か作り続けていると、ヨーグルト菌のパワーが弱くなってきます。そうしたら、残りの菌種を少し加えると、パワーが回復します。

このようにして、乳酸菌を増殖させてヨーグルトを作ることができますから、市販のヨーグルトを使っても、作ることは可能です。

ただし、「○○菌ヨーグルト」と明記されていても、市販のヨーグルトは数種類の乳酸菌やビフィズス菌がブレンドされているので、自宅で作ったヨーグルトは、目的の○○菌が少なくなる可能性はこころ得ておいてください。人気のビフィズス菌の発酵乳製品にしても、ビフィズス菌だけで発酵させると、酸味が強く、香りも独特で口にしにくいものです。そこで、2種類ほどの乳酸菌を加えて、食べやすく、飲みやすくしてあります。

カスピ海ヨーグルト以外の菌は、温度を高めに(30～40℃)しないと固まりにくいので気をつけてください。最近では、ヨーグルトメーカーも安くなりました。牛乳パックで作れるタイプがありますので、開けたてにヨーグルトの菌を入れると、熱湯消毒の必要がありません。ただし、事前によくシェイクして。

保温鍋にお湯を張り、容器に牛乳と種菌を入れて、保温する方法も簡単です。この場合、菌や温度に左右されるので、保温時間が高かったり、長かったりすると、酸味が強くなるのでご注意ください。

ぼくの知り合いには、容器に牛乳と種菌を入れ、入浴したあとの湯船につけておくという猛者もいます。ただし、ときどき、容器から洩れることもあり、そのときはヨーグルト風味の牛乳風呂を楽しんでいるそうです。

ところで、自宅でヨーグルトを作っていて、上澄み液を捨てるという方がいらっしゃいます。この上澄み液は、ホエー（乳清）と言って、良質の水溶性タンパク質やビタミン、ミネラルなどを含んでいるうえに、低脂肪なので、捨てるにはもったいないですね。

みなさんも、ホエーは捨てないで、ぜひ、召し上がってください。ヨーグルトドリンクにしたり、カレーやクリームシチューに入れると、コクが加わって、ひと味もふた味もアップ。あまりのうまさに、驚かれるでしょう。「ホエーッ！」って。

歩くことが腸内環境を変える力になる

冒険家の三浦雄一郎さんは、２０１３年、世界最高峰のエベレスト（８８４８ｍ）の登頂に、80歳の世界最高齢で成功されました。おめでとうございます。

ご存じない方が多いようですが、三浦さんは、ぼくと同じ獣医（北海道大学獣医学部卒）で、北大の獣医学部に勤務されていた経験をお持ちです。

偉業をなし遂げられた今も、次の目標を持たれていて、完全無欠な冒険家のように映ります。ところが、その三浦さんも、50代半ばに、世界七大陸の最高峰からの滑降を成功させたあとは、目標を失い、60歳を超えたころは、メタボに苦しんで、糖尿病も患ったそうです。札幌市に藻岩山（５３１ｍ）という観光地がありますが、その山に登る途中でバテてしまったとか。今からは信じられない状況でした。

三浦さんが、体調について悩んでいたころ、お父さんで山岳スキーヤーの三浦敬三さん（当時99歳）が、ヨーロッパアルプスのモンブラン氷河から滑降を果たしました。それがきっかけとなって一念発起し、それからエベレスト登頂を目標にして体を鍛えて、70歳、75歳、80歳と、登頂に成功されました。

人間、いくつになっても目標をもって行動することは、人生がキラキラと輝いてきます。脳にとっても体にとっても、若返りの秘訣(ひけつ)だと思います。

目標をもって運動するようになると、きっと、腸内環境もよくなってくるでしょう。

自分の意志で体を動かすことに関しては、日野原重明先生が提唱されている新老人の会のメンバーも意欲的です。この会のメンバーには、知的好奇心の豊富な人が多く、毎日のように、どこかへ出かけている人が38％もいます。歩くスピードも同世代の人たちより速く、握力も強い。体力がちゃんとあり、ヨボヨボと表現されるような脆弱性(ぜいじゃくせい)は見られません。そういう生活習慣は、腸内環境をバランスよくすることに関係していると思います。

ぼくの敬愛する作家・城山三郎(しろやまさぶろう)さんは、老化を防ぐために、三つのポイントがあるとおっしゃいました。

（1）人との出会い
（2）音楽や芸術に対する興味
（3）時間や空間への興味

そして、城山さんは、エッセーでこう書かれています。

〈人は年を重ねれば重ねるほど、年齢からどんどん自由になれる〉

ぼくも、ぼくの腸内環境も、そんな生き方ができたらいいと願っています。

これまで、高齢者の基準は「60歳以上」でした。新老人の会のようにハツラツとして元気な人たちが増えてくると、高齢者の基準を「70歳以上」とか「75歳以上」に引き上げなくてはいけなくなるかもしれません。

ぼくが2年間で14キロやせたメニュー

ぼくは50代の前半まで、善玉菌に嫌われ、悪玉菌に愛されるような生活を続けていました。肉好き、酒好きが高じて、野菜嫌い。酒席のシメのラーメンがまたうまい。そのうえ、忙しさにかまけて運動はおろそかになっていました。

身長168cmのぼくの体重は86kg。BMI（肥満度＝86÷［1・68×1・68］）は、30・5。BMIの標準値（22）からみれば、23・9kgもオーバーしていました。

そのころのぼくは、痛風（高尿酸値）の発作が起きれば、足の親指のつけ根が腫れて風が吹くだけで激痛が走り、高コレステロールで血液ドロドロ。そして、重症のスギ花粉症にも悩まされていました。

50歳の健康診断でくだされた診断は「要治療」。このままでは大腸がん一直線と思われました。それから、〈腸内細菌の研究者が大腸がんで死んではいけない〉と〝宗旨替え〟して、ライフスタイルを改める決心をしました。

早朝の散歩については、この章の最初に紹介しました。とくに苦心したのが、食事メニューです。

まず、やせるために、朝ごはんをしっかり食べるようにしました。それまでは、夜型の生活のうえに深酒がたたって、朝食抜きのことも多々あったのです。

やせるために朝食をしっかり食べるのは逆効果と思われる方もあるでしょう。しかし、時間栄養学から見れば、同じカロリーなら、朝食べて、寝る前に食べない方が肥らないのです。

[朝食]

ごはん　1膳

みそ汁（ワカメや豆腐など）　1杯

焼き鮭　1切れ
野菜サラダ（ブロッコリー、トマト、オクラなど）
ヨーグルト　３００g

みそ汁は、具だくさんにすると、塩分摂取量を少なくできます。サラダのドレッシングの食用油は、健康的な不飽和脂肪酸たっぷりのオリーブオイルを使い続けています。ヨーグルトは、３００gも固形物を食べるのは面倒なので、シェイクして液状にし、一気飲みをしていました。
昼食は、理化学研究所の食堂を利用しましたが、腹8分目をこころがけました。

[昼食]
ごはん　半膳
みそ汁　1杯
ヒジキや野菜の煮物、メカブ、冷や奴の小鉢など　2～3皿ごはんを軽めにするので、副菜には腹持ちのよい海藻やイモ類を選びました。

食堂を利用しないときは、自宅から持参したふかしたサツマイモを賽（さい）の目に切り、ヨーグルトとあえて食べていました。

サツマイモは低カロリーなので、ダイエットに適した食品です。炊飯したごはん100gは160キロカロリー（軽く1膳は、約150gで240キロカロリー）ですが、サツマイモ100gの熱量は130キロカロリーと2割ほど熱量が少ないのです。そのうえ、サツマイモは、食物繊維を1・5～2・0%含み、デンプンに守られる形でビタミンCの残存率も高い食品です。カリウムやビタミンE、B_1なども、サプリメントが必要ないほど含まれています。

夕食は、不要の酒席はお断りし、なるべく自宅で摂るようにしました。メニューは肉類を少なくして魚中心。それに、野菜や海藻の副菜を多くして、揚げ物は控えました。

ただし、好きなお酒はやめられなかったので、酒量を少なくするようにしました。外で飲むと、ついついはしご酒をしてしまうので、酒量を制限するには、家飲みが効果的でした。

夕食で肝心なのは、できるだけ、午後8時までに食べて、寝るまでに時間を置くことです。おなかが空いたら、お茶を飲む。慣れないうちは、寝る前におなかが鳴りましたが、「体脂肪が燃焼している」と考えると、がまんできました。

朝中心の食事に切り換えると、朝食のうまいこと、うまいこと。やがてぼくは、朝、目覚ましうんちで目覚めるように〝変身〟を遂げたのです。

ライフスタイルを変えてから、2年後には、14kg減の72kg。BMIは、25・5まで下がりました。それから15年ほど経ちましたが、今でも、その体型を維持しています。

ヨーグルトを取り入れて食生活を変え、運動を続けることにより、腸内環境も次第に好転して、善玉菌が優勢になっていきました。腸年齢も20歳、若返ったのです。

それにつれて、尿酸値が下がって痛風の発作がなくなり、コレステロール値も正常値まで下がりました。もうひとつ、ぼくにとって嬉しかったのは、スギ花粉症がうそのように出なくなったことです。

世の中には、いつも新しいダイエット法が紹介されています。「○○だけダイエット」とか、「おなかいっぱいダイエット」など。長年の怠慢で肥ったのですから、簡単にやせるなんてことは不可能です。

摂取カロリーより、消費カロリーが多ければ、体脂肪を燃焼して体重は減ります。しかし、運動をともなわない無理なダイエットは、リバウンドが大きくなります。ダイエットでまっさきに減るのは筋肉のタンパク質。その後、リバウンドで体につくのは脂肪です。筋力は低下し、リバウンド後は、以前よりも体脂肪率が高くなる場合が多いのです。そうなると、腸内環境も悪化してしまいます。

体重60kgの人が、フルマラソン（42・195km）を完走しても、計算上、消費する脂肪は360gほどです。サウナに入って、「1kgやせた」と喜んでも、実際には体の水分が一時的に減っただけで、水を飲むだけで元通り。「やせた」からとビールを飲めば、サウナに入る前より肥ってしまいます。

正しいダイエットは、朝食をしっかり食べて、1日の摂取カロリーを制限しながら、運動するしかありません。1か月に1kg減とか、無理のないペースで、時間をかけてダイエットをしてください。

健康的にやせれば、朝の目覚めもよくなり、朝食がおいしくなって、腸年齢も若返ります。

大便力をつけるスペシャルメニュー

腸内環境をバランスよくして、腸年齢をさげると、健康面や脳の力、美容などにも効果が期待できます。そのためには、善玉菌を摂りながら、その善玉菌が増えるような食事や運動を続けるしかありません。

和食は、食材の点から言えば、世界でもトップクラスの健康食です。日本は、世界でも有数の発酵王国で、乳酸菌を上手に利用してきました。ただし、漬物などは、耐塩性の乳酸菌を使用するために、塩分摂取過多になることが、唯一の欠点でした。

発酵乳は塩分を使用しない点は好都合ですが、和食とコラボできる料理は、そう多くはありません。ですから、和食の健康食材と発酵乳食品・飲料を、1日とか2日とかのサイクルで考えて、満遍なく摂るようにこころがけてはどうでしょうか。

[玄米と全粒粉のパン]

まるごと食べられる食品は、栄養のバランスが優れています。小魚を頭からまるごと食べると、牛乳にも匹敵する栄養価があります。

日本人は、江戸時代、庶民が精白米を食べるようになってから、〝江戸患い〟という下肢のしびれや心不全を起こす、原因不明の病気が増えてきました。日露戦争でも、地方出身の兵士たちが、白米とわずかな副菜の食事をするようになって、この病気が蔓延し、多くの死者が出ています。ビタミンB_1欠乏症による脚気でした。

「玄米」や「全粒粉のパン」を食べていると、胚芽に含まれるビタミンB_1を始めとするビタミン類により、脚気は発症しません。このビタミンB_1は、理化研の大先輩鈴木梅太郎博士が、1910年、米ぬか（胚芽）から抽出に成功しています。

今では、精白米を食べることが当たり前のようになっていますが、玄米には、ビタミン、ミネラル、タンパク質などが含まれていて、捨てるには惜しい栄養分です。

最近では、炊飯器で玄米を上手に炊けるようになりましたし、圧力鍋を使っても、比較的簡単にやわらかく炊けます。玄米を食べると、食物繊維も豊富で、バナナうんちを作りやすくなります。個人的には、体の血液循環がよくなるように感じます。

ぼくは、玄米ごはんも好きですが、昼食にはよく玄米パンを食べています。玄米パンに、切り干し大根の煮つけやおからの炊いたものをはさんで食べると、これは素敵な和風サンドです。

同じように、精白パンもおいしいのですが、精白パンを食べるイギリス人女性のうんちの滞留時間は3〜4日にも及んでしまいます。たまには、全粒パンや「ライ麦パン」、「黒パン」なども食べてみてはどうでしょうか。善玉菌が喜ぶこと間違いなしです。

［豆料理を］

ぼくの知人に、還暦に近い便秘症の女性がいます。彼女は、便秘を解消したいときには、書店に行くか、「ポークビーンズ」や「チリビーンズ」を食べるそうです。書店や図書館で本の臭いを嗅ぐと、便意をもよおすという女性が結構います。その理由は不明ですが、豆料理に関しては、食物繊維やタンパク質などの栄養価を多く含んでいるので、便秘の解消のためにも、日常的に食べてほしい食材です。

ちょっと変わったところでは、豆類のカレーは、本場のインドではポピュラーなのに、日本ではあまりみかけない料理です。とくに、ヒヨコ豆のカレーとチャパティやナン（ともにインドのパン）の相性は抜群です。あまり教えたくないのですが、銀座のあるデパートの地下で売っているヒヨコ豆のカレーパン」は絶品です。ヒヨコ豆の缶詰は、安く売られているので、お試しあれ。

カボチャと小豆を煮る「カボチャのいとこ煮」は、ン十年前、小中学校の給食で食べてから、大好物になってしまいました。カボチャの煮物はそれほど好きではなかったのに、いとこ煮になると食べられるのです。緑黄色野菜のカボチャと、食物繊維の多い小豆との組み合わせは、栄養のバランスも優れています。

「おから」は、大豆の食物繊維を凝縮させたような食材です。家畜の飼料にするのはもったいない。便秘を解消したい人が、なぜおからを食べないのか、不思議でなりません。ぼくは、日本酒のアテとしては、最高の肴(さかな)だと思っています。

芸術家や食通として知られる北大路魯山人(きたおおじろさんじん)は、「納豆」を食べる前に１００回混ぜて粘り気を出したそうです。納豆菌は、悪玉菌の増殖を防ぎますが、腸内で、３〜７日しか生存できません。そのため、週に１〜２回以上、補充の意味でも食べるとよいでしょう。

納豆の糸が嫌いな人は、大根おろしを加えると、糸を引かなくなって、食べやすくなります。納豆は関西では消費量は少ないのですが、実は、江戸時代には、関西でも味噌汁に入れて、よく食べられていました。味噌汁に入れると、しょう油やタレを使わないので、減塩にもなります。

ぼくは、納豆をそのままでいただくのが好きですが、たまに、うどんつゆに入れてかき混ぜて泡立てて、これにざるうどんをつけながら食べています。おつゆが少なくなったら、かきまぜるとまた泡立ってきます。この食べ方は、納豆をよく食べる福島県の方から聞きました。

[海藻]

ぼくは、海藻の中では、「メカブ」がお気に入りです。メカブとは、ワカメの茎の根元の部分です。納豆のように粘り気があるので、それを嫌う人がいますが、ぼくはそんな気持ちが理解できないほど、メカブが大好きです。

最近では、「粉末メカブ」や「メカブ茶」も市販されているので、これらは粘り気が少ないので試してみる価値はあります。

粉末メカブを加えると、濃厚なダシがでるので、カツオやコンブでダシを取る必要がありません。

知人のお母さん（80代半ば）が、3日に1回以下の便秘で悩んでいたそうです。そこで知人は、メカブ茶を飲むように勧めると、それから毎朝お通じがあって、血圧も下がってきたとか。メカブをはじめとする海藻には、カリウムが含まれていて、ナトリウム（塩の成分）を体外に排出する効果があります。

テングサから作る「寒天」は、羊羹（ようかん）やところてんの原料です。動物の軟骨や腱（けん）から作るゼラチンと違い、寒天はカロリーゼロ。食物繊維を多く含むので、寒天の細切りを汁物に加えるなどすると、手軽に食物繊維が摂れます。

［ヨーグルト］

「ヨーグルト」はそのまま食べるのがベスト。砂糖の代わりに、きな粉や小豆あん、おからなどを加えると、善玉菌のエサになる食物繊維も一緒に摂れて、一石二鳥です。

もっと普及してもいいと思うのが、「野菜のヨーグルト漬け」。ヨーグルトに3〜5％の塩分を加え、細切りにした野菜（キュウリ、セロリ、ニンジンなど）を1〜3日、冷蔵庫で漬け込みます。ヨーグルトの床は、使えるのが2回ほど。

漬物について言えば、長野県には、無塩乳酸発酵の漬物「すんき漬け」があります。すんき菜をゆでて、それに、前年漬けたすんき漬けを加えて漬け込むそうで、乳酸菌が作る乳酸が雑菌を防ぐので、腐敗しないそうです。塩が貴重な時代に作られるようになったという、食の文化遺産と言ってもいいでしょう。

野菜を召し上がるときには、ドレッシングや、野菜スティック用の「ディップソース」として、ヨーグルトを使ってみてはどうでしょうか。明太子やアンチョビなど、塩気のある食材を加えるだけで、すぐに利用できます。もちろん、明太子はしごいてから、アンチョビは刻んでからヨーグルトに和(あ)えるだけで、できあがります。

[発酵乳の食品や飲料]

現代の日本には、発酵乳の食品や飲料など、すばらしい健康食品が数多くあります。ただし、味噌やしょう油は、ごはんの料理には合うのですが、塩分の摂りすぎが心配です。そこで、料理やデザートにヨーグルトやチーズを使うなど、工夫してみてください。発酵乳の食品や飲料は、一日のうちいつ摂っても、効果が期待できます。

日本の伝統的な健康食材や健康料理を見直しながら、発酵乳の食品や飲料を取り入れると、もっともっと腸年齢を若返らせて、健康長寿を楽しむことができます。

そのためには、この本に記したような『大便力』が大切です。大便力を身につけるには、毎朝、体の健康情報が陳列されている、便器を覗くことから始まります。

おわりに

史上最大の動物である草食恐竜が、40トン以上もの巨体を保てたのは、木の葉や草を、体に有用な成分に変えてくれる腸内細菌のおかげでした。自然界にいる草食動物が、肉食動物にもまして、筋骨隆々で大きい体をしているのは、腸内細菌のたまものと考えます。

ヒトは、腸内細菌によって健康を害し、生命を失う危険もあります。その一方で、病気から守る免疫機能を高めてくれますし、日本人のように海藻の多糖類を消化できるのは、腸内細菌の働きです。それればかりか、腸内細菌は、脳力や美容に密接な関係をもっていることが、近年の研究によって次第に明らかになっています。

本書をお読みいただいて、今や〝大腸は第一の脳〟と言われている意味が、おわかりいただけたと思います。

思えば40年ほど前、大腸がんと腸内細菌の関係の研究を始めたころは、腸内細菌の働きは、あまり関心をもたれていませんでした。テレビ番組で腸内細菌やうんちなどについて説明しても、「うんち」や「大便」などが入るコメントはカット。放映されるとしても、深夜のバラエティー番組がおもでした。

それが、1990年後半からDNA解析によって腸内細菌の機能が詳しくわかるようになり、2000年ころからは、ゴールデンタイムでうんちや大便の話を取り上げてくれるようになりました。

この本を手にとっていただいた読者の中には、女性も多いでしょう。女性も、体の健康情報のお便りであるうんちについて、真剣に考えていただけるようになったのは嬉しいかぎりです。

ところが、今も、若い世代には、うんちから目を背けている人も多くいます。若いうちは、食事や運動、うんちなどについて考えなくても、元気で行動できるかもしれません。しかし、うんちの健康状態が、10年経って、大腸がんや全身の病気などを引き起こす危険性もあるのです。

医科系大学で講演したとき、食事をコンビニの弁当に頼る医学生の多さに驚かされました。「病人を治し、健康を指導する医師になる人が、食事を考えないでどうするんですか」と、思わずたしなめたほどでした。

将来をになう子どもたちはもっと深刻です。好きなものを、好きなときに、好きなだけ食べる。健康的な高齢者の方とは、対照的な生き方です。

とくに、若い世代が好きな肉料理ばかり食べるようになったのは、家庭料理の影響もあるのは否定できません。それなのに、できあいの惣菜(そうざい)をスーパーマーケットやコンビニで買ってくる〝中食(なかしょく)〟が増え、お袋の味を崩壊させつつあります。腐敗を防ぐために、濃い味付けや揚げ物が多く、コストを下げるために、肉料理を多くして、野菜を少なくしているのが、惣菜や中食の現実です。野菜料理や海藻料理を1〜2品増やして、栄養のバランスを取ってほしいものです。

現実に、子どもたちの腸内環境が悪くなりつつあります。本書でも取り上げたように都内の市立K小学校では、便秘の子どもが30％もいるのです。この子たちが成人になったとき、なにかおおきな変化がなければ、腸内環境が改善されるはずはありません。

教育のもっとも基本は食育だと、ぼくは考えていますが、体の健康に即して教えるには、〝糞育(ふんいく)〟から説きおこすべきだと思います。

腸内細菌や腸内環境について考えてもらうには、子どもたち自身に、自分の弁当を作らせてはどうでしょうか。嫌いなメニューでも、自分で作ると、子どもたちは結構食べるものです。それに、子どもたちが作った料理を家族がほめると、得意になって、またいろいろと工夫しながら料理を作ってくれるでしょう。そんな子どもたちは、将来、健康についてきちんと考える親になるのではないでしょうか。

今では、核家族化が進み、健康や栄養などについて、うるさく教えてくれるおじいちゃんやおばあちゃんは少なくなりました。だからこそ、大人が、子どもたちや孫たちに、腸内細菌や腸内環境などの仕組みについて教えられるようになる必要があるのです。

うんちを無視するものは、うんちから見放されます。うんちを笑うものは、うんちで泣くでしょう。健康長寿の運は、みずからの〝うん〟でつかむしかありません。

そのために、この『大便力』がおおいに役立つと信じています。

私たちは、多くの人や、多くの生命に支えられて生きています。その中でも、大きな大きな支えを、腸内細菌からもいただいているのです。

本書を執筆するにあたり、おなかケア・プロジェクトの中心となって腸内細菌解析ならびに、健康アンケート解析を担ってくださっている當山むつみさん、中村睦博士、辨野芳子さんに深く感謝いたします。

また、企画・編集に多大なご協力をいただいた河崎貴一さん、朝日新聞出版の国東真之さんに深く感謝いたします。

おなかケア・プロジェクト参加の手順

（1）空メールを送る

onaka@riken.jp

おなかケア・プロジェクトに参加するには、このメールアドレスに（おなかケア・プロジェクトのメールアドレス）、空メールを送るだけです。この時点では、個人情報をメールに記す必要はありません。

メールを送信するのは、ケイタイやスマホ、パソコンでもなんでもかまいません。ただし、携帯電話から送信する場合、「インターネットからのメールを受信する」設定にしておかないと、プロジェクトからの「登録メール」をお送りできないので、ご注意ください。

（2）登録メールを送る

空メールを送信したアドレスに、おなかケア・プロジェクトから登録メールが送られてきます。

そのメールに、ご協力いただく方のお名前、ご住所、ご連絡先を入力して、返信します。

うんちをお送りいただくのは、このあとです。

（3）うんち採取キットとアンケート用紙が届く

登録メールを送信してから2週間ほどで、Ａ4判の封書が届きます。表面に、「おなかケア・プロジェクト　理化学研究所　辨野特別研究室」と記されているので、「……プロじぇじぇ」と驚かないでください。

宛先の下に、（ＩＤ　1103000）などと記されています。これが、ご協力いただく方のＩＤ番号になります。今後の分析は、このＩＤでコード化して進めますので、データに個人情報は掲載されません。ご提供いただきました大便由来の腸内細菌のＤＮＡや健康調査票は、今後の関連研究にも使用させていただきます。

封筒の中に入っているのは、「『ヒト腸内常在菌解析データベースの構築の研究』への参加・協力の同意文書」（①）、説明書（②）、排泄便採取キット（③説明書、採取容器、便採取用シート、ビニール袋）、おなかクリニック・健康調査票（④）、返信用封筒（⑤）です。

このプロジェクトは、正式には「ヒト腸内常在菌解析データベースの構築の研究」と言います。説明書（②）をご覧のうえで、参加・協力にご賛同いただける方は、日付、署名、生年月日、ご住所をご記入ください。
いよいよ、排泄便採取です。このときを、便秘の苦しみのように、待ちに待たれた方も多いでしょう。しかし、採取は短時間です。便採取用シート、その名も便座マット「ナガセール」を便器の内側に敷き、その上を狙って排便します。このナガセールは、採取後、便器の水分に数分間浸しておくと、軟らかくなって、流せ～るのです。

それから、採取容器（液体入りスポイト）の液体が漏れないように、ピンクの柄を上にして、回しながら上に引き抜きます。液体は有害ではありませんが、誤って触れたら、水洗してください。

引き抜いた柄を持って、ブラシの部分を便に数か所突き刺して、米粒ほど付いたら、柄を元のチューブに戻します。そして、回すように締めて密着させます。５～６回、容器を攪拌させてください。容器を同封したビニール袋に入れ、保存は常温でかまいません。

おなかケア・健康調査票（④）は１４３項目あるので、20～30分ほど時間がかかりますが、ご協力をお願いします。項目は、性別、年齢、身長、体重など個人の基本データに始まり、排便状況、食生活（回数、食材、食の傾向）、常備薬やサプリメントの利用状況、喫煙・飲酒状況、運動習慣・身体活動習慣、健康状況・持病、睡眠、最近のストレスや全体的な健康状態についての質問もあります。
例をあげます。該当する答えの□にチェックをしてください。

問22　この3か月の間、平均してどのような頻度で便通がありましたか。
□(1)　3回/日以上
□(2)　1~2回/日
□(3)　4~6回/週
□(4)　2~3回/週
□(5)　1回/週または以下

問114　定期的に運動・スポーツをしていますか。
□(1)　ほとんどしない
□(2)　週に1回ぐらい
□(3)　週に2~3回
□(4)　週に4~5回

□(5) ほぼ毎日

問115　前問で(2)(3)(4)(5)の運動を行うと答えた方は、以下の質問に答えてください。

主にする運動の種類(例：ジョギングなど)
(　　　　　　　　　　　　)

1回あたりの運動時間(　　　　　　)分

アンケートに答えるうちに、自分の健康状態や腸年齢もほぼわかってくる、と感じる方も多くいらっしゃいます。

(4) 採取した便と健康調査票を返送する

返信用封筒⑤に、同意文書、ビニールに包んだ便の容器、調査票を一緒に入れ、返送します。切手は必要ありません。

同意書と大便試料をご返送いただくことにより、本プロジェクトにご同意いただいたものとして処理させていただきます。もし、その後、同意を撤回される場合は、いつでも、みなさんの不利益をこうむることなく撤回が可能です。その場合は、ご連絡をお願いします。

(5) 解析結果が届く

返信用封筒を送ってから、2~3か月後に、ご協力いただいた方の便の分析結果をお送りしています。

※2013年8月末日をもって、参加受付は終了します

辨野義己 べんの・よしみ

1948年大阪府生まれ。（独）理化学研究所イノベーション推進センター辨野特別研究室特別招聘研究員。農学博士。専門領域は腸内環境学、微生物分類学。酪農学園大学獣医学科卒。文部科学大臣表彰・科学技術賞（理解増進部門・2009年）ほか、数々の学会賞を受賞。著書に、『健腸生活のススメ』（日経プレミアシリーズ）『大便通』（幻冬舎新書）『整腸力』（かんき出版）ほか多数。

構成　河崎貴一

朝日新書
420

大便力（だいべんりょく）

毎朝、便器を覗く人は病気にならない

2013年8月30日第1刷発行

著者　辨野義己

発行者　市川裕一

カバーデザイン　アンスガー・フォルマー　田嶋佳子

印刷所　凸版印刷株式会社

発行所　朝日新聞出版

〒104-8011　東京都中央区築地5-3-2

電話　03-5541-8832（編集）

03-5540-7793（販売）

Published in Japan by Asahi Shimbun Publications Inc.

ISBN 978-4-02-273520-1

定価はカバーに表示してあります。

落丁・乱丁の場合は弊社業務部（電話03-5540-7800）へご連絡ください。
送料弊社負担にてお取り替えいたします。

よくわかる認知症の教科書

長谷川和夫

認知症の人に寄り添い続けて40年。医療・福祉関係者に広く使われている「長谷川式認知症スケール」の開発者で、日本を代表する名医が、基礎知識から最新情報までをわかりやすく解説する。診断、治療、予防、ケアなど、家族の悩みや疑問に答える。

経済学者の栄光と敗北
ケインズからクルーグマンまで14人の物語

東谷 暁

不況、失業を克服し、経済成長を保証する万能の経済理論は存在するのか? ケインズに始まり、フリードマン、クルーグマンまで14人の経済学者の人生と理論、実際の政策との関わりをたどりながら、経済学の可能性と限界について検証する。

村山さん、宇宙はどこまでわかったんですか?
ビッグバンからヒッグス粒子へ

村山 斉
高橋真理子

話題のヒッグス粒子や暗黒物質、暗黒エネルギーなどについて、大人気の物理学者・村山さんが語り尽くした宇宙理論の最前線。朝日新聞の高橋編集委員が読者代表として「なぜ? どうして?」とつっこみ、壮大なる謎に迫る根源的宇宙問答。

やっぱりドルは強い

中北 徹

米国が絡まない第三国間の通貨取引も、必ず「ドル」を介して行われる。2005年に故金正日総書記が企図したマネーロンダリングは、この「ドル決済」で表沙汰になった。世界経済を水面下で操る「基軸通貨としてのドル」の全貌を明かす。

「やりがいのある仕事」という幻想

森 博嗣

私たちはいつから、人生の中で仕事ばかりを重要視し、もがき苦しむようになったのか？ 本書は、現在1日1時間労働の森博嗣がおくる画期的仕事論。自分の仕事に対して勢いを持てずにいる社会人はもちろん、就職活動で悩んでいる大学生にもおすすめ。

変わる力
セブン-イレブン的思考法

鈴木敏文

変化対応できなければ会社も人も生き残れない。セブンが強い本当の理由とは？ チャンスを実現させるために必要なのは才能ではない！ 変化から「次」を予測し、どう「対応」するか。「変化対応力」がなければ生き残れない時代の必読の書！

日本人と宇宙

二間瀬敏史

三日月・十六夜・寝待月……満ち欠けする月の形に、これほど呼び名を付けた民族は他にない。近年では「はやぶさ」の成功も記憶に新しい。そんな日本人と宇宙の関係、そして現代の天文学者たちが切り拓く、新しい宇宙像を楽しく解説する一冊。

中国の破壊力と日本人の覚悟
なぜ怖いのか、どう立ち向かうか

富坂 聰

なぜ中国は「怖い」のか？ 突き詰めると「何を考えているかわからない」からだ。拡大する軍事力、ケタ違いの環境汚染、血塗られた粛清史、ルール無視の国民性。豊富な事例を武器に、怖さの「核心」に迫る。中国の全リスクを網羅、今後10年動じないための基礎知識。